脳科学者がすすめる

脳が若返るスゴイおりがみ

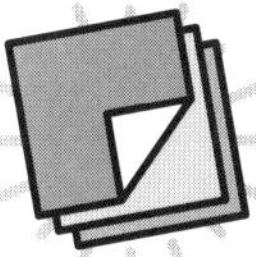

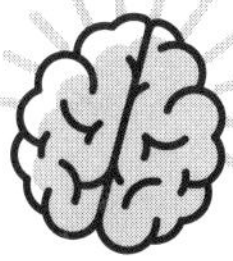

一般社団法人日本ペーパーアート協会® 代表理事
栗原真実 著

近畿大学医学部／脳科学者
生塩研一 監修

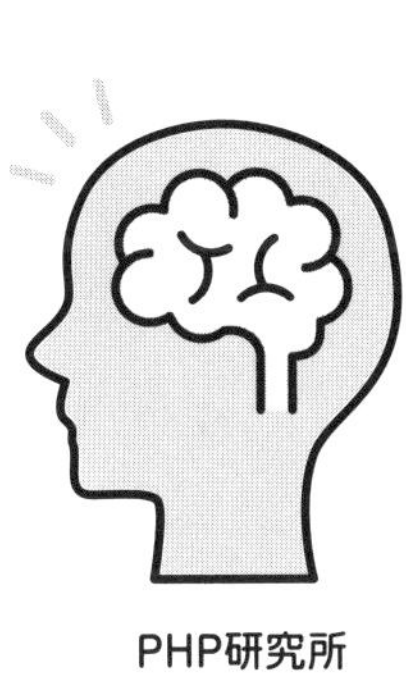

PHP研究所

はじめに

「わぁ上手に折れたね」と、何度も完成させて褒められたもののなかに、おりがみで作った紙飛行機や折り鶴はありませんか?

では、もし目の前におりがみがあったとして、折り方の説明を見たり聞いたりせずに、「鶴」を折ることができますか?

こう質問されたら、多くの方は「折れる」と答えるのではないかと思います。「鶴」は子どもの頃に、ほとんどの方が折った経験がある、おりがみの代表格のモチーフです。でも、60歳頃になると、折り方を忘れているのです。記憶のなかでは折れていても、実際には忘れている……。

それでも、数十年ぶりに取り組んでもらうと、折れるようになります。1羽目は指先がもたついていたのが、3羽、5羽と折っていくうちに、「きっちり折り目を合わせることが大事」「線をしっかりつけないときれいに折れない」と、次々に〝気付き〟が出てきて、10羽も折ればすっかり上手になって、完成度の高いバランスのいい鶴が折れたり、できない人に教え始めたりするのです。

この本では、**数十年ぶりにおりがみに触れる人でも、楽しみながらまいにちおりがみに取り組むことができ、細かく指先を使うことで脳を幅広く活性化させ、若々しく生き生きとした日々を送っていただくための方法**をお伝えします。

私は産婦人科の看護師として母子手帳のカバーをペーパークラフトで作る講座に携わったことをきっかけに、２０１３年に「一般社団法人日本ペーパーアート協会®」を設立し、多くの講師の方たちを育成してきました。

協会に所属している先生たちのなかには、10年以上ペーパーアートの作品を作り続けている方も多くいますが、手先をいつも器用に使っているせいか、ものすごく物覚えがいいのです！　たまにしかやらない人たちは「いつの話だったっけ？」となることが多いのですが、ずっとやり続けている先生たちは、「あのときのこれは……」と記憶力がすごくよくて、忘れている話がほとんどありません。

デイサービスなどの現場でも高齢者の方におりがみを折ってもらうと、先の例のように、人に教えたり難しいものにチャレンジする意欲が出てきたり、どんどん生き生きとしてきて、脳も心も活性化していくことを日々実感しています。

おりがみを折ることによって、脳も活性化されるし、癒やされるし、ストレスも軽減。しかも、お金も時間もかからず、紙一枚で始められて、どんな形でも作れて、誰でも夢中になれる。**おりがみは、脳の健康寿命を延ばし、これからの高齢化社会を元気にする最高のアイテム**だと確信しています。

本書を監修してくださった脳科学者の生塩研一《おしおけんいち》先生に、おりがみが脳にもたらす効果について、さまざまな角度から教えていただきました。**おりがみは脳全体を活性化し、記憶力や集中力、空間認知能力などを向上させる効果がある**というのです。詳しくは、第1章〜第3章の生塩先生と私の対談をお読みください。

第4章では、少しずつステップアップしながらおりがみに取り組めるように構成した「30日プログラム」を紹介します。おりがみを日常に取り入れて脳を活性化させ、「物忘れが減った」「記憶力がよくなった」「日常生活での動きがスムーズになった」など、その効果を実感していただけたら、嬉しく思います。

どんな効果も、おりがみを笑顔で楽しんで続けてこそのものだと思います。

どうか、気軽な気持ちで折り始めてください。

栗原真実

もくじ

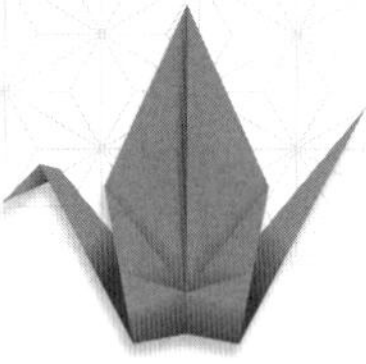

第1章 おりがみで脳を活性化できるって本当ですか？

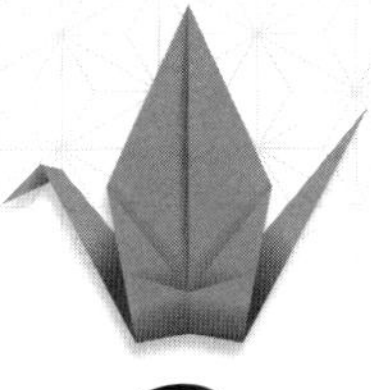

第2章 おりがみでイライラ・モヤモヤも解消!?

第3章 「やりたい！」が続く習慣化のコツ

第4章 「30日プログラム」でまいにち脳活！

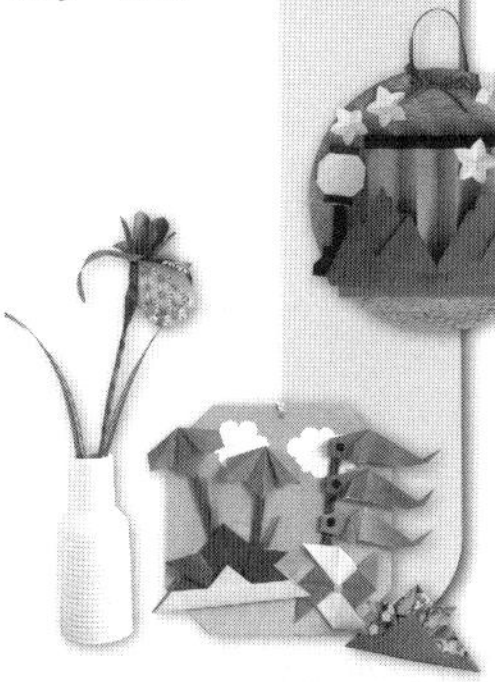

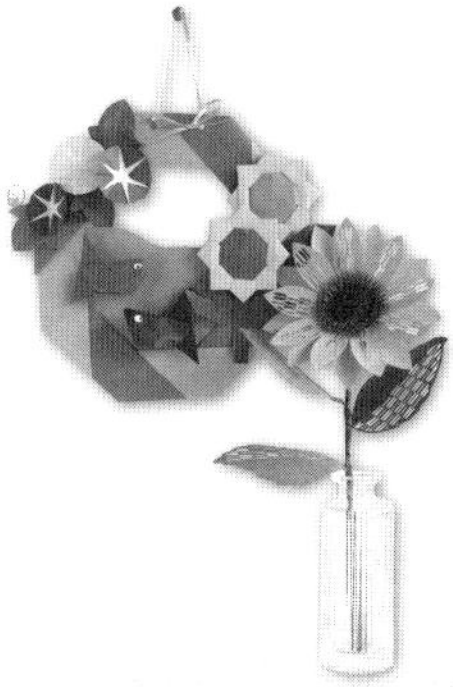

レベル3 季節の花のブーケを贈ろう

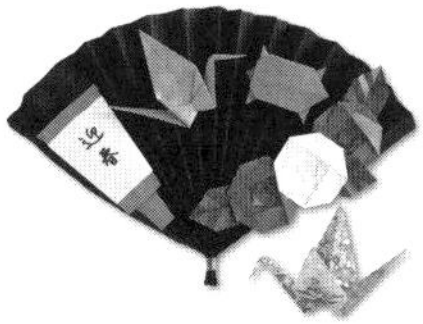

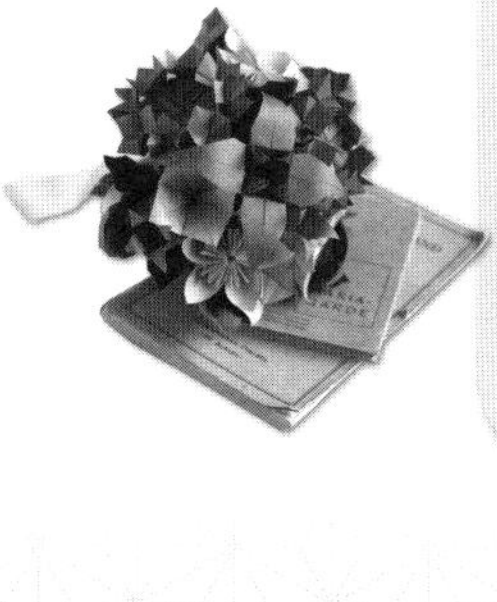

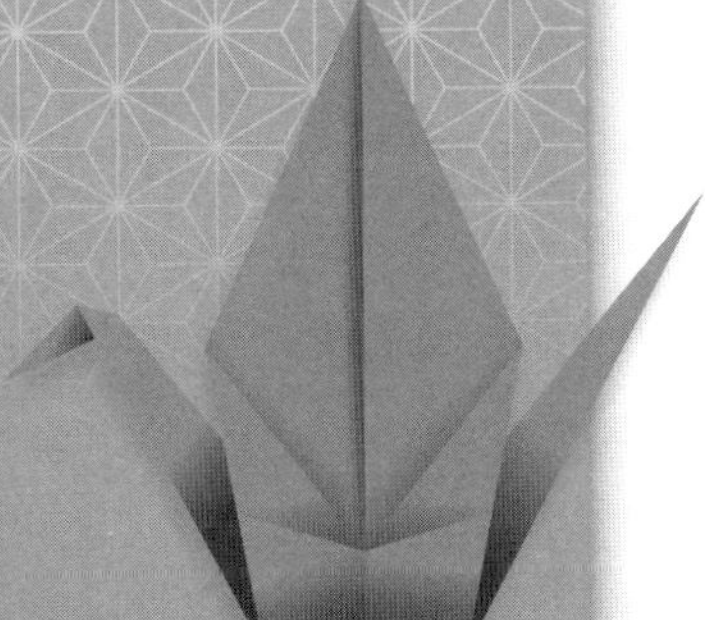

第1章

おりがみで脳を活性化できるって本当ですか?

何歳からでも始められるのがおりがみ
——高齢者の脳も変化し続けている

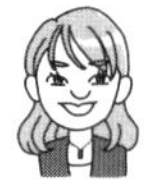

「子どもの頃に覚えたものはなかなか忘れない」とよく言いますが、おりがみも本当にそうだなと思います。何十年かぶりにおりがみに触れる人であっても、折っていくうちに思い出してきて、生き生きと楽しそうにしていますから。これは脳のどんな働きによるものなんでしょう?

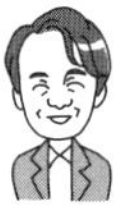

記憶というものは、驚くほど長期間にわたって脳に留まるものなんです。ご存じのように、ひと口に脳といってもさまざまな領域があり、それぞれが異なる役割を分担しています。例えば、手を動かす領域と顔の筋肉を動かす領域は違いますし、視覚と聴覚も、まったく異なる領域が担当していて、これらの機能が集まって脳全体を形成しています。こうした脳の仕組みを「機能局在《きょくざい》」と言います。

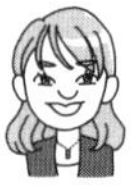

脳の仕組みは本当に複雑ですね。では、具体的にはどういう仕組みで記憶が保存されているのでしょう?

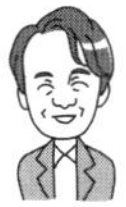

ポイントは、**脳を使えば使うほど、その領域が広くなる**ということです。例えばピアニストの脳は、手を動かす領域が広く発達しています。それは、多様な指の動きを何度も何度も練習することで、脳の神経ネットワークが強化されたからなんですね。トレーニングを中断すれば指先の動きは鈍くなりますが、だからといって急激に脳の領域が小さくなるわけではありません。努力の痕跡は脳内にしっかりと刻まれています。

もう少し細かく言うと、これはニューロン（神経細胞）とニューロンの結合部位にあたるシナプスの性質によるものです。よく使われるシナプスは強化されて、あまり使われないシナプスは弱くなります。でも、久しぶりに使い始めれば、シナプスの強さは元に戻ると考えられます。

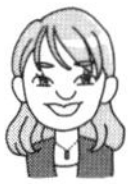

なるほど。かつて一生懸命に練習したことほど、長く脳に残り続けるということでしょうか。

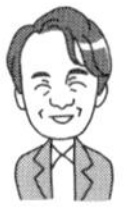

そうですね。しかし、だからといって、昔練習したことのない人にはおりがみができないかというと、そんなことはありません。

そもそも**手は、人間の脳において足などのほかの部位よりも広い領域が割り当てられています**。人間だけが精巧な手先の動きができるのは、そのためです。サルなどほかの動物と比べても、広く発達しています。**おりがみは、そうした人間の脳の特性を存分に活用する遊び**だともいえます。

ですから、これまでおりがみに馴染《なじ》みがなかったという人も、これを機会におりがみを始めたら、十分にできるようになるはずです。もちろん、子どもの頃におりがみでよく遊んだ人なら、思い出すのに少し時間がかかったとしても、またうまく折れるようになると思います。

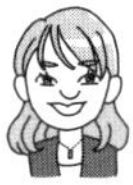

そう聞いて安心しました。歳をとるとできなくなることばかりだと思いがちですが、「記憶は残り続ける」と考えると、勇気が湧いてきます。

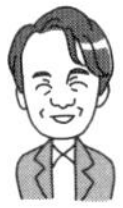

脳は常に変化し続けています。**年齢に関係なく、新しいことを学ぶたびに神経ネットワークが形成される**からです。

こうした脳の性質を「可塑《かそ》性」と言います。可塑性は何歳になっても失われません。確かに、子どもの頃と比べると学習の速度は緩やかになりますが、大人になっても学び続ける限り、脳内の神経ネットワークは増え続けます。

認知症など特別な理由がない限り、「覚えられる」ということは、覚えた時点で脳が変化している証拠です。新しいことを覚えられる脳である限り、ずっと変化し続けていると思っていいんです。

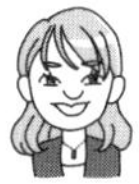

使えば使うほど、脳は成長する。その意味では、脳と筋肉は似ていますね。

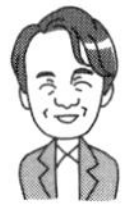

その通りです。筋トレをすれば腕がたくましくなるように、脳も使えば新しいことを学習できます。また筋トレをさぼれば腕が細くなるのと同じで、脳も使わなければ衰《おとろ》えます。

「年齢を重ねると頭が凝り固まる」などと言いますが、それは年齢のせいではありません。**頭が凝り固まるのは、単純に頭を「使っていない」からですし、使えば使うほどできるようになります。**ですから、新しく何かを始めるのに「何歳までにやらないといけない」ということはありません。何をいつ始めても決して遅くはないんですよ。

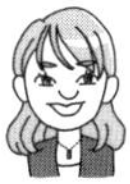

そうだったんですね。

でも、英語などの語学も「3歳までに習わせないとだめ」と聞きました。英語でなくても「3歳までの環境が子どもの将来を決める」という説は根強くありませんか？

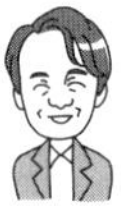

確かに、語学の学習でその可能性が指摘されることはありますね。

　正確なところはまだわからないのですが、われわれ脳の専門家はそれを「3歳児神話」と呼んでいます。つまり「若い頃にしか学べないことがある」というのは、根拠が弱いのに信じ込まれている神話に過ぎないという認識です。語学の学習も、年齢にとらわれる必要はありません。

　もちろん、子どもの脳は非常に柔軟で、大人に比べて新しい神経ネットワークを作る能力が優《すぐ》れています。それは、私たちの子ども時代を思い出しても、実感があるはずです。

　しかし、だからといって「大人は新しいことを学べない」なんてことはまったくありません。大人だって、学び続けることで十分に新しい神経ネットワークを作れるんです。若い頃に学んだことが脳に深く刻まれるのは事実ですが、年齢にとらわれず、どんどん新しいことに挑戦してほしいですね。

巧みな指先の動きが脳全体を偏りなく活性化する

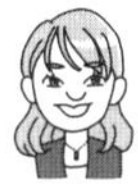

おりがみと指先の動きが脳にどのような影響を与えるのか、とても興味があります。指先の細かな動作が脳全体に何らかの効果をもたらしているのでしょうか？

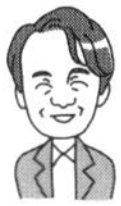

簡単にいえば、そういうことになります。

まず大前提として覚えておいてほしいのは、**体を動かすことは体そのものにとってよいだけでなく、脳にも多大な影響を与える**ということです。体を動かす指令を出しているのは脳ですから、運動中も脳はしっかり活動しています。

ここで注目したいのは、**「両手を巧《たく》みに使った動作」が特に脳を活性化する、**ということです。

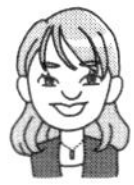

両手を巧みに使った動作、というと、具体的にはどんなことを指しているのでしょう？

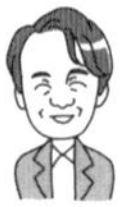

例えば「協調」の動作ですね。

日常生活においては、利き《き》手が細かい操作を行い、利き手でないほうの手は補助的な役割を担《にな》うのが普通です。

例えば、野菜を包丁で切るときは、利き手でないほうの手で野菜を押さえて、利き手で包丁を持ちますよね。釘《くぎ》を打つときは、利き手でないほうの手が釘を支えて、利き手がトンカチを持ちます。どちらも、利き手が主役で、利き手でないほうが補助という役割分担です。

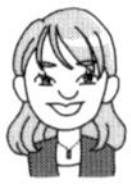

確かに、日常生活ではそうですね。でも、おりがみの場合は違うんですか？

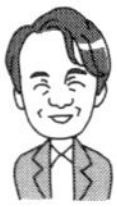

はい、おりがみはまったく違います。おりがみをするときは両手が同じぐらい重要な役割を果たします。辺と辺をピッタリ重ねて正確に折り目をつけたり、袋状の部分をきれいに折り込んだりする際には、どちらの手も同じレベルで動かさないといけません。利き手が主役、もう片方が補助という役割分担をせずに、両手が対等に、協調するわけです。

言ってみれば、**おりがみは左右の脳をバランスよく使う作業**だということです。

基本的に、人間の脳は左右で異なる役割をもっています。簡単に言うと、体の左右の動きは、それぞれの反対側の脳が担当します。つまり、右脳が左半身を、左脳が右半身をコントロールしています。これは、単に筋肉を動かす指令を出すだけではなく、左右の手の感覚や皮膚感覚（体性感覚）を処理する機能も、反対側の脳が担っている、ということです。

両手を同時に使って精緻《せいち》な作業をすることは、右脳と左脳の両方をバランスよく活性化することにつながります。**おりがみのように両手を協調させる活動は、脳全体を広範囲に使い、左右の脳に偏《かたよ》りのない刺激を与えている**んです。

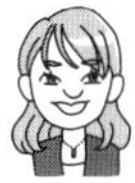

これまで何気なく触れていたおりがみが、そんなにも脳を使う作業だったとは驚きです。

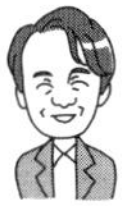

さらに、おりがみを折る際には、**視覚情報を処理しながら手の動きを調整する必要があります。視覚で確認しつつ、両手を動かすタイミングをリアルタイムで合わせる作業は複雑かつ高度であり、非常に広範囲に脳が活性化する**んです。

先ほど、「脳にはさまざまな領域があり、それぞれが異なる役割を分担している」というお話をしましたが、おりがみを折るときに活発に働いている脳の領域として、「運動野《や》」「視覚野」「頭頂連合野」「小脳」、そして「前頭前野」などが挙げ

脳の領域と主な役割

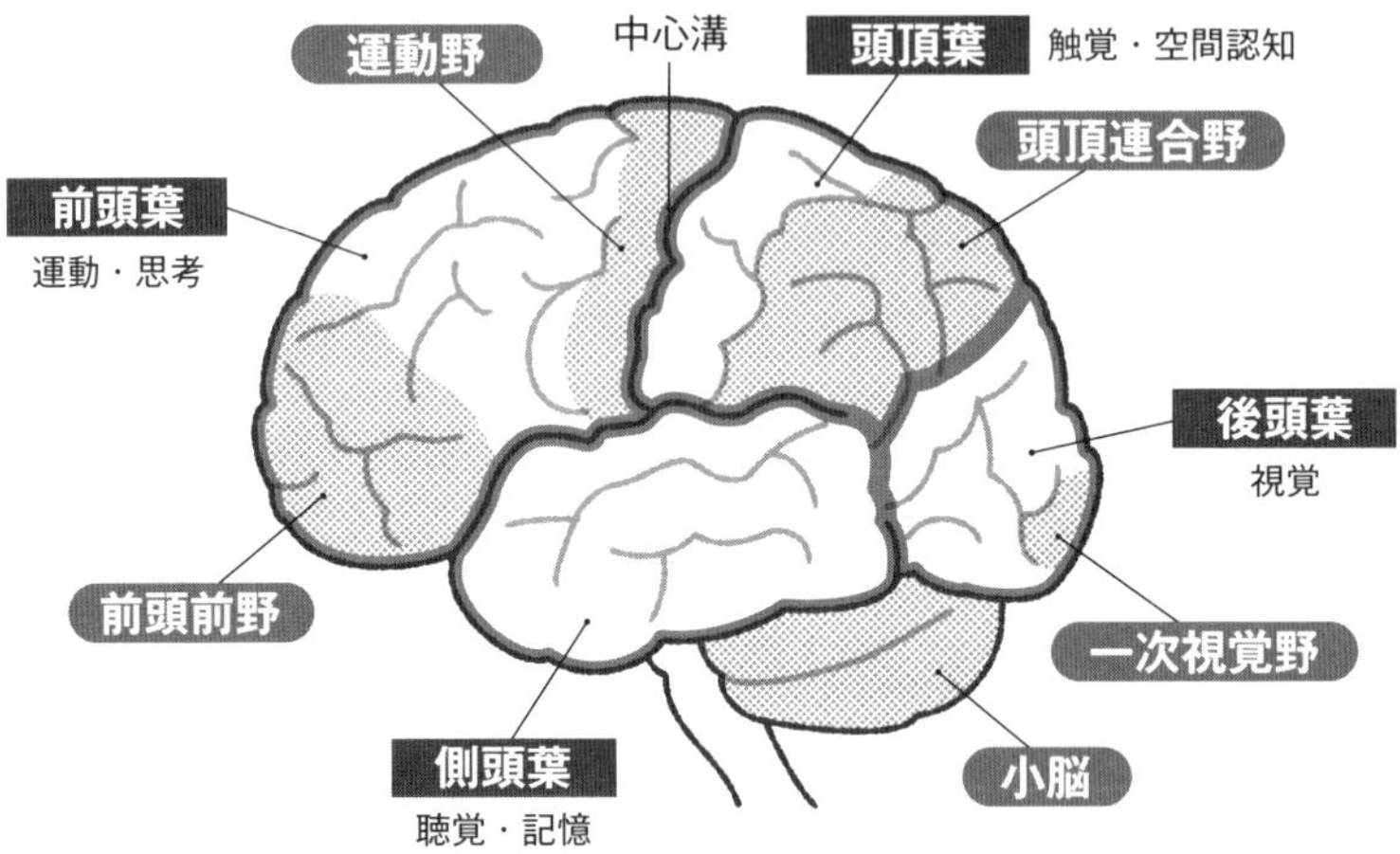

られます。

運動野が手先の動きや指の細かな操作を指示し、視覚野は形状や位置を認識し、頭頂連合野は空間の把握をサポートし、小脳はタイミングを含めた協調運動を調節します。

前頭前野は計画や判断をつかさどり、折り図の分析や実際に折るときなど、すべての過程で作業の遂行を指揮しています。前頭前野は、いわば脳の「司令部」ですね。

「慣れない動き」を「きっちり丁寧に」がポイント

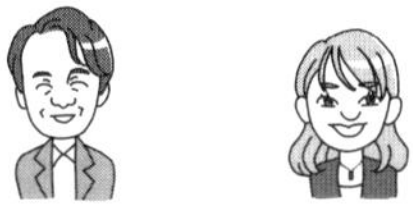

右脳と左脳というと、「右脳が強い人は感覚的で、左脳が強い人は論理的だ」なんて話を聞いたことがあります。あれは本当なんでしょうか？

結論から言うと、右脳は感覚的で左脳は論理的だという「右脳・左脳信奉」については、私は懐疑的です。科学的な根拠が弱いと思います。

確かに昔から、右脳は「感情脳」だ、左脳は「理性脳」だなどと語られてきましたが、脳の機能というものはそう単純なものではありません。右脳と左脳に機能の違いがあるのは事実です。例えば、言語処理をつかさどる脳の領域である「言語野」は左脳に多く存在します。しかし、だからといって言葉を使うときに右脳がまったく活動しないかというと、そんなことはありません。

また、臨床的には、男性は左脳に言語野が多く、左脳で障害が起こると失語症になりやすいとされています。しかし、左脳の言語野がやられた場合でも、右脳の言語野をより多く使うかたちで、リカバリーしている可能性が指摘されています。このことからも、右脳だけが担っている機能、左脳だけが担っている機能があるかというと、必ずしもそうではないといえます。

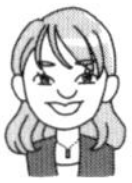

なるほど。右脳と左脳が完全に分業しているわけではないんですね。

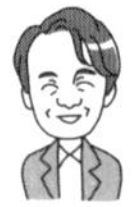

そういうことです。とはいえ、「右脳と左脳はそれぞれ左半身と右半身を担当している」のは事実ですから、その点では右脳と左脳の役割は違うといえます。しかし、繰り返しますが、右脳は感覚的で左脳は論理的だといえるほどの極端な役割分担はありません。

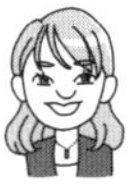

そういえば、女性と男性の脳は生まれつき違う、という話もありませんか？「男女の違いは脳の構造の違いからきている」とか。

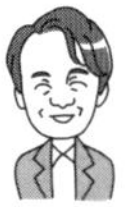

男性脳、女性脳という分類もあやしいです。

脳は右脳と左脳に分かれていて、そのあいだを「脳梁《のうりょう》」という神経線維の束がつないでいる構造をしています。その脳梁の太さが男女で異なり、女性のほうが太いという研究結果がよく引用されるのですが、この研究自体が今から約40年前の男性

9人、女性5人という限られた数のデータによるものです。今では「脳梁の太さに男女差はない」ということでほぼ決着していると考えてよいでしょう。

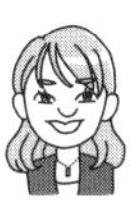

そんなに少ない人数での研究が、長年信じられていたなんて驚きです。でも、科学の進歩で誤解が解けてよかったですね。

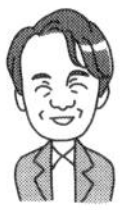

おりがみを折るときも、あまり「右脳が、左脳が」と考えず、ただ楽しめばいいと思います。大切なのは、脳全体を活性化することであり、脳全体を活性化するにはおりがみが効くということです。

あえて意識するならば、**「細かい」**動きを、**「きっちり丁寧に」することですね。**

おりがみのような精緻な動きをすると、仮に片方の手しか使わなくても、右脳と左脳の両方が活性化することがわかっています。

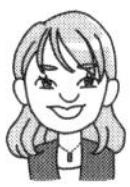

えっ！　両手を使わなくても脳が全体的に活性化するなんて不思議です。

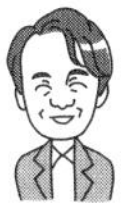

両手を使う活動のほうがより効果的なのは間違いありませんが、おりがみのように細かく丁寧な作業をすると、両方の脳がしっかり働きます。指先の動きと視覚の情

報を同時に処理しながらタイミングを調整する、こうした複雑な認知的作業が脳全体の活性化を促すわけですね。

同じ両手の指を使った遊びでも、あやとりなんかは、もっと大ざっぱですよね。きっちり合わせないと形にならないということはないですし、多少動きがズレても問題ありませんが、おりがみは違います。きちんと角を合わせないと美しく折れませんから、自然と脳が集中するわけです。栗原さんの講座だと、きっちり角を合わせて折らないと先生が怒ったりしますか？

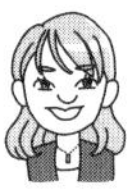

怒りはしませんけど（笑）。でもやっぱり「丁寧に折る」ことの大切さは伝えています。角と角がしっかり合うと、仕上がりの美しさが全然違いますから。完成度が高いと達成感が大きいですし、誇らしい気分になります。

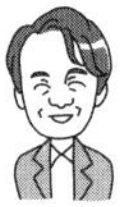

素晴らしい指導方法ですね。精緻に折れば折るほど、脳をしっかり使うことになるので、それは理にかなっています。

それから、もう一つ大切なのが**「慣れない動き」であることも、脳を活性化するには重要**です。

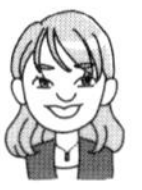

「慣れない動き」が脳に効果的というのは、どういう理由ですか？

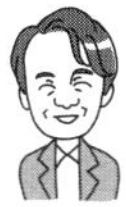

人間は普段の行動を「自動化」してしまう傾向があります。例えば、まいにち同じ道を歩いていると、考えなくても家に帰れてしまう。これが自動化です。

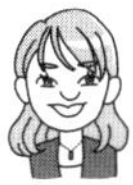

ああ、わかります。私は車で通勤しているのですが、「帰りに買い物をしよう！」と思っていたのに、気がついたら買い物もせずスーッとまっすぐに自宅に帰ってしまっていて、「しまった！」と思う、なんてことがありますね。

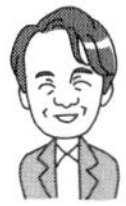

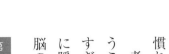

まさにそれです。「自動化」されると、脳はほとんど働きません。右利きの人が右手でお箸を持つのも同じで、何も考えずにできます。でも、左手でお箸を持つと、慣れていないので頭を使います。

　考えるからこそ脳が働くし、考える作業をしないと、お箸ひとつ扱えない、ということです。考えるときには、脳の前頭前野が活性化します。よく「ゲームをやりすぎるとゲーム脳になる」と言われますが、ここでのゲーム脳とは、画面上の動きに瞬時に反応することに慣れすぎて考えなくなった脳、前頭前野の活性が低下した脳のことでしょう。裏を返せば、いちいち考えずにはいられないような、慣れない動きをすると脳が活性化するんです。

事故後のリハビリにおりがみが活用されることも

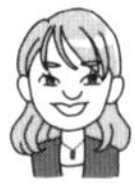

事故の後遺症で片手が麻痺《まひ》してしまった患者さんが、リハビリの一環としておりがみを取り入れているという話を聞いたことがあります。まいにちおりがみを折り続けた結果、動かなかった手が少しずつ回復したというケースもあるそうです。やっぱり、おりがみには特別な力があるんでしょうか?

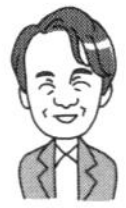

それは感動的なお話ですね。

いわゆる「作業療法」としておりがみを使うケースがあります。片手が麻痺してしまった場合でも、希望をもってリハビリを続けることはとても大切です。脳には驚くほどの柔軟性があり、諦《あきら》めるのは早すぎるかもしれません。

先ほども触れたように、精緻な動きをすると、片方の手しか使わなくても、右脳と左脳の両方が活性化します。例えば、右半身が麻痺して左手しか使えない場合も、左手で精緻な動きを繰り返すことで、麻痺している右半身にも効果が及ぶということです。

繰り返しになりますが、ポイントは「精緻な動き」です。おりがみを折るときは紙の角をきっちり揃えたり、折り目を正確につけたりしますよね。大ざっぱに腕を伸ばしたり曲げたりする動きではなく、こうした細かく正確な動きを意識することで、リハビリの期間が短くなる可能性は十分にあると思います。

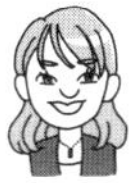
人間の体ってすごいですね。

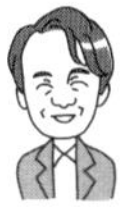
運動系は比較的リハビリの効果が見えやすい分野です。
脳には感覚をつかさどる「感覚野」と、運動をつかさどる「運動野」がありますが、例えば脳出血などで運動に障害が出た場合に、リハビリで改善するのは「機能代償」という現象です。本来、別の役割をしていた脳の部位が、その失われた機能を肩代わりすることで回復する。運動野ではこの機能代償が起こりやすいんです。

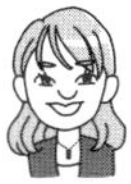
機能代償が起こりにくい領域もあるんですか？

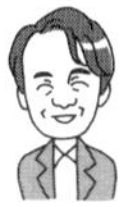
ええ。感覚野で同じことが起こると、リハビリをしてもなかなか回復しにくいで

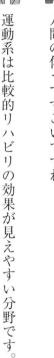

す。例えば、目そのものではなく脳の視覚野がダメージを受けて見えなくなることがあります。「目の機能には異常がないのに、脳に障害があるから見えない」ケースですね。この場合は、リハビリで視覚が回復するのは難しいとされます。機能代償が起こりにくいんです。

それに対して、運動系は機能代償が起こりやすいですし、おりがみのように頑張れば片手でもできる動作をすることで、リハビリによい効果がありそうです。実際、リハビリの現場でもおりがみがよく活用されていますし、エビデンスを探すまでもなく、現場の感覚として効果を感じている人たちは多いのだと思います。

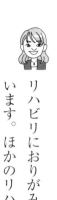

リハビリにおりがみが活用されるのは「結果が見えやすい」という理由もあると思います。ほかのリハビリ、例えばお箸を使って物を移動させるリハビリは、頑張っても成果を感じにくいかもしれません。でも、おりがみならちゃんと作品が残るので、達成感が得られます。

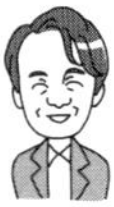

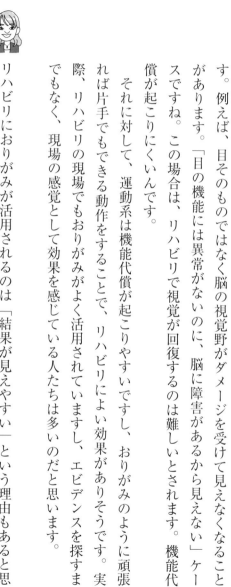

なるほど。お箸を使ったリハビリも、例えば「何個移動できたか」とか「タイムがどれだけ短縮されたか」などの記録をとると、成果が可視化されて、達成感が得られやすくなるとは思います。

でも、おりがみの場合は、その手間もいりません。それぐらい成果が形に残るというのは、モチベーションにつながるものなんです。おりがみがリハビリに活用されているのは、そうした心理面の期待もあるからなのでしょう。

「第2の脳」である指先を使うことは、脳を使うのと同じ

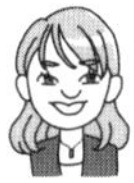

おりがみが脳に与える効果についてもっと詳しく教えてください。

例えば、指先は「第2の脳」とよく言われますが、具体的に脳と指先にはどのような関係があるのでしょう？

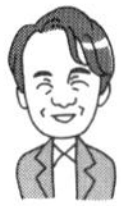

いい質問ですね。指先には、脳につながっている無数のニューロンの末端があります。これは、**脳は多くの情報を指先から入手している**ことを示しています。これが**指先を「第2の脳」とも呼ぶ所以《ゆえん》**です。

そもそも脳は「機能局在」と呼ばれるシステムをもっていて、情報の種類によって処理を担当する領域が異なる、というお話をすでにしました。例えば、視覚情報は後頭葉の視覚野で処理され、聴覚情報は側頭葉の聴覚野が、触覚などを含む体性

感覚は頭頂葉が担当します。こうした脳の領域は、さらに細かく分けられて、同じ機能をもつニューロンが近くにまとまっています。

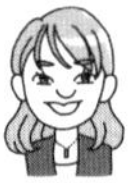

脳はそんなふうに分かれているんですね。体を動かすのも、特定の領域が担当しているんですか？

はい。体を動かすのは前頭葉にある運動野が担当します。
　運動野のなかでも、動かす体の部位ごとに担当する脳領域が細かく分かれています。これを「体部位局在」と言います。例えば、手を動かす部分と足を動かす部分では、それぞれ異なる領域が指令を出している、ということですね。

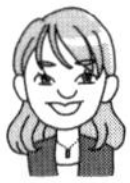

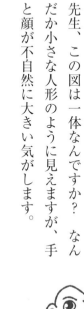

先生、この図は一体なんですか？　なんだか小さな人形のように見えますが、手と顔が不自然に大きい気がします。

これはカナダの脳神経外科医ペンフィー

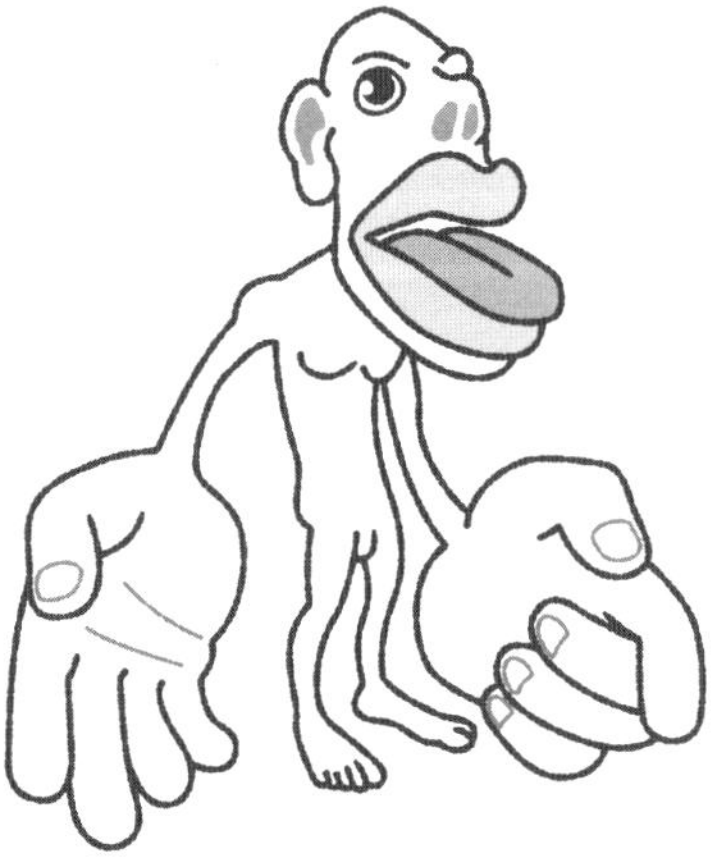

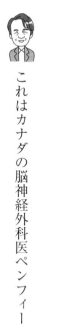

ペンフィールドのホムンクルス

ルドが表した「ホムンクルス」と呼ばれる図です。体の部位に対応する脳の領域の広さを人形にして示したものです。

見ての通り、ホムンクルスは手と顔が非常に大きく描かれていて、実際の人間の体とはバランスが違います。これは、**手と顔が体のほかの部位にくらべて特に精緻な動きを必要とし、多くの感覚情報を処理するために、脳内で大きな領域を占めていることを表しています。**

ですから、**指先が「第2の脳」と呼ばれる理由が示された図**だともいえますね。両手の指先を精緻に使うおりがみが、脳領域を広く活性化させるのに適した遊びであることも、これでわかります。

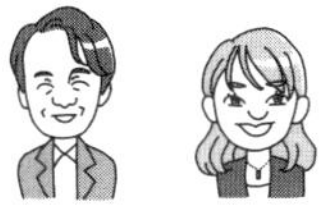

つまり、指先を細かく使えば、それだけ脳に大きな影響があるということですか？

そうなんです。いくら脳の広い領域を占めていても、それを使わなければ意味がありません。先ほどもお話ししましたが、脳は常に変化し続けています。脳はそのままの機能でずっと維持されるわけではなく、使わなければ衰えていくんですね。

新しい神経ネットワークを組むにはエネルギーがいります。せっかく広い領域をもっていても、その機能を使わなければ「必要ないのかな」「だったら、別のところにエネルギーを向けよう」と判断されて、削除されてしまうんです。だからこそ、脳は常に働かせないといけません。

よくわかりました。ちなみに、ホムンクルスは顔も大きいですが、どうしてですか？

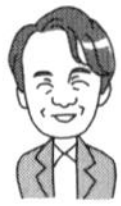

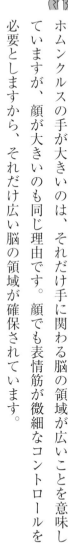

ホムンクルスの手が大きいのは、それだけ手に関わる脳の領域が広いことを意味していますが、顔が大きいのも同じ理由です。顔でも表情筋が微細なコントロールを必要としますから、それだけ広い脳の領域が確保されています。

そうなんですね。ところで、手の動きがこれほど脳と密接に関わっているのは、人間特有のものなんでしょうか？

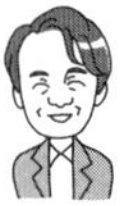

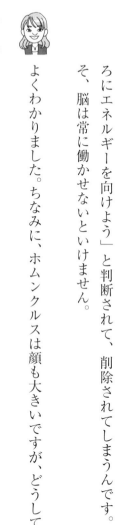

いいえ、サルなども同じです。ただ、人間と同等とはいかないと思います。例えば、サルは人と同じ5本の指を持っていますが、親指をほかの指と向かい合わせる「対立」という動きができません。人間はこの対立運動が可能なので、より精緻な作業ができるんです。手の動きの精緻さで人間に劣るサルのホムンクルスの手が、人間のそれより小さくても不思議ではありません。

方向音痴やつまずきやすさが改善する
——おりがみで鍛える「空間認知能力」

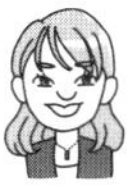

おりがみをすることで、脳全体が広く活性化することはわかりました。でも具体的に、どんな機能がおりがみで向上するんでしょう？　実験でわかったデータなどはありますか。

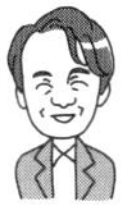

そうですね、実際に「空間認知能力」が向上することを示す論文があります。

空間認知能力が向上するのは、おりがみが認知的に複雑な作業だからだと考えられます。例えば、鶴を折るときは、完成形を思い描きながら、どんな順番でどう折るべきかを立体的にイメージする必要がありますよね。考えてみれば、これはかなり難易度が高い。特に、これまで作ったことのない形を折るときには、山折りや谷折りといったおりがみの基本がわかっていても、実際に紙の上でどう表現するかを考えるのは、簡単ではありません。

こうした**立体的なイメージを作るときには、空間認知能力が大いに鍛えられます**。空間認知の機能自体は、脳の頭頂葉が主に情報処理を担っています。しかし、折り図を思い浮かべながら作業を進めるには、情報を一時的に記憶しながらその記憶に基づいて作業を進める「ワーキングメモリ」の機能や、段取りなどの実行機能を必要としますし（前頭前野）、折り図を見る視覚（後頭葉）や、他者に教えてもらう際には聴覚（側頭葉）も使うため、脳全体をフル活用することになるわけです。

確かに、おりがみは簡単そうに見えて意外と難しいという声を聞きます。例えば、折り図を見るだけでは上手に折れない人が結構いるんです。実は、私の本が好評なのも、折り図ではなく写真で解説しているからだと思っています。「図だとわからないけど、写真で解説してもらえると折れる」という人が少なくありません。

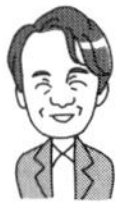

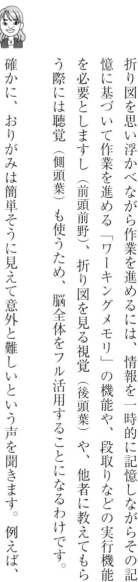

生まれつきの手先の器用さは別にして、そのような方々のなかには、空間認知に少し苦手意識をもっている方もいるかもしれませんね。空間認知は、日常生活においても必要な能力です。ここに問題があると、方向音痴や、歩いていて事故に遭《あ》いやすい、つまずきやすいといった傾向が出てくる可能性があります。

ただ、そういった人であっても、おりがみの完成までのプロセスを立体的に解説してもらうと、「これなら折れそうだ」という気持ちになると思います。そういう人は、確かに折り図ではなくて、実際に折っている過程を写真で解説してもらったほうが、理解しやすいのかもしれません。

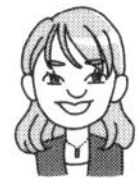

やればやるほど絶対に上手になるのは、間違いないです。

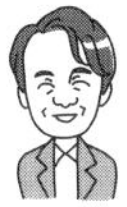

そうですね。ただ、ここでより重要なのは、おりがみによって空間認知能力が向上すると何が起きるか、です。

実は、**おりがみで空間認知能力が向上すると、日常生活でのほかの活動にもよい影響が及びます。**これは「**学習の転移**」**と呼ばれる現象**です。

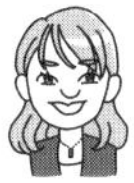

学習の転移とは、具体的にどういうことですか？

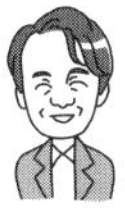

そもそも**空間認知能力とは、物の空間的な形や位置関係を把握する力**のことです。脳は視覚や聴覚などの情報をもとに、外界を脳内で3次元的に表現します。これは、おりがみに限らず、日常生活のさまざまな場面で役立っている能力なんですね。

例えば、地図を見て目的地までたどり着く方向感覚や、牛乳パックをうまく開ける手際、奥行の把握など、どれも空間認知能力があってこそのものです。キャッチボールやテニスのラリーをしたり、ゴルフなどのスポーツでボールと自分の位置関係を把握したり、お箸でおかずを上手につかんだりするのも、空間認知能力のおかげです。

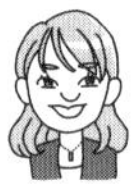

となると、日常生活のほとんどが空間認知能力に支えられていると言ってもいいぐらいですね。

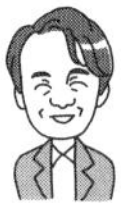

はい。探し物をするときだって、自分の位置と物の場所を空間的に把握する必要があります。「服を着る」のも空間認知能力が関係しています。認知症になると服を着るのが難しくなることがあり、これも空間認知能力が関係していると考えられます。空間認知能力が損なわれると、「ボタンを留められない」どころではなくて、袖に何を通したらいいのかすらわからなくなるんですね。Tシャツなら普通は「広く開いたところから頭にかぶればいい」と思いますが、それもわからなくなってしまう。これは認知症の一つの症状です。

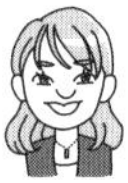

車の運転にも影響しそうです。

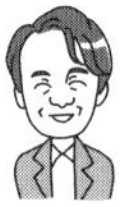

車間距離の把握や、対向車や歩行者の動きを予測するのも、空間認知能力が関係し

ています。言ってみれば、事故を起こさない、事故に遭わないために必要な能力でもありますから、きわめて重要です。

空間認知能力に問題があると、車を運転していても距離感がわからず、ぶつけてしまうことがあります。道を歩いていても同じです。自分と相手がどれくらいのスピードで動いていて、どのタイミングでよけないとぶつかってしまうのかなどがわからないと、安心して歩けません。

こんなふうに、**日常のさまざまな場面で空間認知能力が関わってきます。そのトレーニングの一環としておりがみをするというのは、有効**だと思います。

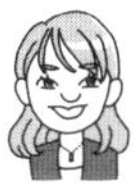

お話を聞いてみると、どれも高齢になるとできなくなることばかりですね。おりがみをして空間認知能力を鍛えたら、日常生活がずいぶんと楽になりそうです。

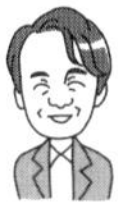

その通りです。おりがみなどを使った研究によると、成人以降は年齢を重ねるほどに空間認知能力が低下することや、若い成人の8割くらいができる課題は高齢者では完成率が5割程度に低下し、若い成人の半数程度ができる難しい課題は高齢者ではほとんどできなかったことを示す論文があります。

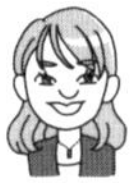

高齢になるとそんなにも空間認知能力が落ちてしまうのですか！

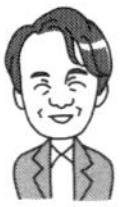

でも、やればやるほど、必ずうまくなります。これは間違いありません。特に、若い頃は考えなくても自動的にできていたことがうまくできなくなっている人には、効果を実感してもらいやすいと思います。さすがに「おりがみをちょっとやれば次の週から何でもうまくできるようになります」というわけにはいきませんが、信じて続けていただきたいですね。

記憶を使えば使うほど
ニューロンは再生していく

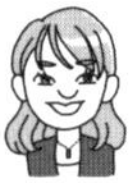

でも一般的に、「脳細胞は再生しない」と言われていませんか？　事故や病気で脳にダメージを受けたら、元には戻せないというイメージが強いのですが、間違っていますか？

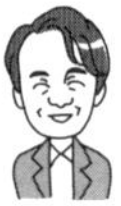

確かに「脳細胞は再生しない」という話をよく聞きます。でも正確に言えば、「**再生する細胞もある**」んです。

ひと口に脳細胞といっても、ニューロン（神経細胞）と、グリア細胞の2種類があります。ニューロンは情報を伝達する役割を担い、グリア細胞はそのニューロンを保護したり栄養を与えたりするサポート役です。そして、グリア細胞は増殖しますが、ニューロンは基本的に「再生しない」ものとされています。

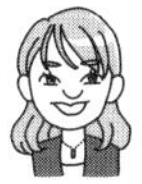

やっぱりニューロンは再生しないんですね。

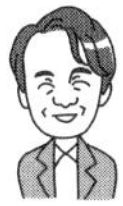

そもそも体の細胞には3つのパターンがあると考えてください。1つ目は、皮膚のように絶えず再生している細胞です。皮膚は、怪我《けが》などしていなくても、古い細胞が垢《あか》として自然に剥《は》がれ落ちて、新しい細胞がどんどん生まれています。2つ目は、ある程度再生するタイプの細胞です。例えば肝臓は、一部を切除しても、失われた部分を補うかたちで再生できます。

そして3つ目が、再生しない細胞です。ニューロンが代表的ですが、心臓の筋肉も一度死んでしまったら再生しません。

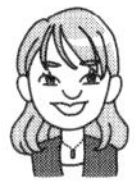

それは興味深いです。だから心臓も、一度ダメージを受けると戻らないんですね。

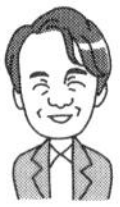

そうですね。ただし、脳に関しては少し希望があります。

近年の研究で、**記憶と深い関係にある「海馬《かいば》」ではニューロンが新たに作られる**ことがわかっています。これを「神経新生」と言います。記憶をよく使うことで海馬が活性化し、新しいニューロンが生まれるんですね。

そしておりがみは、記憶をよく使う作業でもあります。一度折り図を見て、ざっと覚えてからでないと折れませんし、何度も折ることで見なくても折れるようになりますよね。おりがみで記憶を使っている証拠です。

具体的には、情報を一時的に保持する「短期記憶」や、短期記憶を保持しながら目標に向かって認知機能を実行するワーキングメモリなどの働きが、おりがみには欠かせません。ワーキングメモリは前頭前野が主な役割を担っていますが、近年、海馬も関わっていることがわかってきました。おりがみをするときには、海馬もしっかり活動しています。

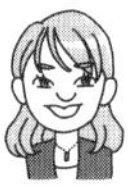

そうやって記憶を使うと、海馬でニューロンが作られるんですか？

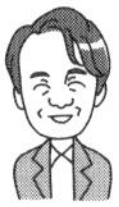

そうなんです。**海馬を使えば使うほど鍛えられて、新しいニューロンが作られる「神経新生」が促進され、記憶力の維持や向上が期待されます。**

ですからおりがみをすると、おりがみが上手になって楽しいのはもちろんですが、**日常生活でも物忘れが少なくなり、認知症の予防にもつながる効果が期待できる**んです。

ほかのニューロンはこんなふうに再生しません。やはり記憶という、生存において重要な機能をつかさどる海馬は、特殊な場だといえそうです。

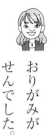

おりがみが「記憶をよく使う」作業だというのは、これまで意識したことがありませんでした。

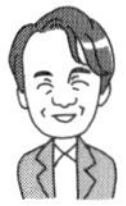

計算も似たところがありますよね。一見すると記憶を使うような作業とは思えませんが、計算過程を進めるためには、途中の数字を一時的に記憶しておく必要があります。こうした一時的な記憶が脳を活性化させるんです。

では、新しいニューロンが生まれると記憶力が向上するというのは、具体的にどういうメカニズムなんですか？

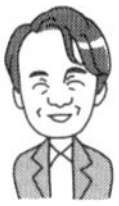

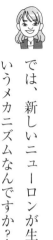

私たちの脳のなかでは、ニューロンの一本一本がつながり合い、複雑なネットワー

クを作って情報を伝達しています。

私たちが記憶したり脳を使ったりすると、ニューロンどうしが新しいつながりを作り、ネットワークがより複雑になり、多様な記憶を処理できるようになります。ニューロンとニューロンは何個も手を出してつながっている。その手が増えることで、ネットワークが組みやすくなるんです。

このニューロンのつながり方によって、脳が覚えられることやできることが変わってきます。例えば、3本しか手がないニューロンよりも、10本の手を持っているニューロンのほうが、より複雑なネットワークが組めるわけです。この「組み合わせの多様性」が、覚えられることの多様性につながります。

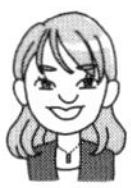

ニューロンのネットワークも、使えば使うほど増えていくものなんですね。

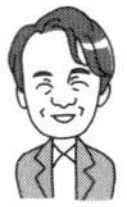

脳は年齢とともに萎縮していくもので、ニューロン自体は死んでいく一方です。ただし、**うまく脳を使っている人は、ニューロンが減ってもネットワークがしっかり維持されていて、認知症にもなりにくい**とされています。

例えば、アルツハイマー病は脳の萎縮が顕著な病気で、ＣＴスキャンをとると脳が縮んでいることが目に見えるほどですが、患者さんが日常生活で困っているかというと、必ずしもそうではありません。ニューロンが減ってもネットワークが維持されたままで、日常生活に支障が出ていない人もいらっしゃいます。

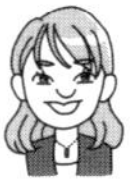

うーん、脳ってやっぱりすごいですね。

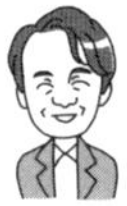

とはいえ、ニューロンが多ければ多いほどネットワークは組みやすくなり、記憶障害なども起きにくいのは確かですね。若い人が、特別な努力をしなくても記憶障害に悩まされないのは、ニューロンの数が十分に多いのも大きな要因です。歳をとると、そのニューロンの数が減ってしまいますが、海馬で新しいニューロンが作られる「神経新生」はそれを補うもので、記憶のしやすさに大いに関係します。

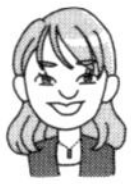

でも、仮にまだ若いとしても、記憶を使わない生活をしていたら、脳が衰えてしまうのでは？

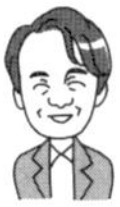

その通りです。脳の情報処理では、ニューロンどうしの結合が大切です。使わないニューロン間の結合は少しずつ弱くなっていくことがわかっています。

つまり、**同じことしかしない、新しいことに挑戦しない、新しいものにも出合わ**

ない、そんな生活は、脳にとってよくないということです。普段から繰り返している行動というのは「自動化」されて、何も考えずにできてしまう。それはそれで楽に生活できると前向きに解釈できなくもないですが、脳を十分に使っていません。

記憶に限らず、やることが少なくなってくると、脳はどんどん手を抜いていき「新しいことには対応しなくていいんだ」と判断します。こうなると、いざ新しいことに挑戦するべきときがきても、必要な学習能力を失っているかもしれません。

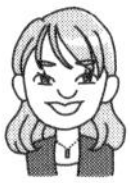

それは怖いことですね。

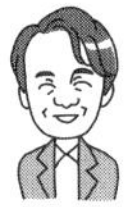

よく、定年退職などで仕事を辞めた人は認知症になりやすいと言われますが、それは外部からの刺激がなくなるのも大きな要因です。外に出ないし、人にも会わなくなると、新しい刺激が得られません。家のなかにいると風景も変わらず、やることが減り、そんな環境に慣れてしまうと、ニューロン間の結合が弱くなり、できることも少なくなっていきます。

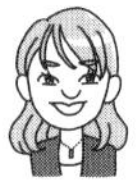

新しいことをすると脳が活性化するのなら、おりがみも、お気に入りを繰り返し作るよりは、バリエーションを増やしながら取り組むほうがよいでしょうか？

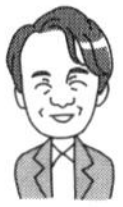

はい。慣れたことばかりしていると効果が薄れますが、未経験のものに挑戦することで、記憶力の維持や向上が期待できます。おりがみを通じて、楽しく脳を鍛え続けてほしいです。

ピアノにもあやとりにもない おりがみのメリットとは

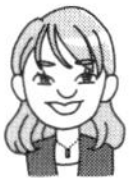

でも先生、手先を使う活動といえば、おりがみ以外にも、ピアノ、あやとり、プラモデル作りなど、いろいろありますよね。そういうものも、脳を若返らせたり活性化させたりする効果があるのでしょうか？

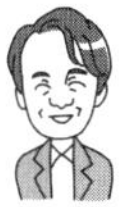

それぞれに脳を刺激する効果はあると思います。しかし、認知的な作業としての「複雑さ」や、どこでもできる「手軽さ」の点で、おりがみにはほかの活動にない利点があります。

　例えばピアノは、音楽そのものが脳にもたらす効果を抜きにして、手先の作業としてみると「鍵盤を押し下げる」だけです。どれほど複雑な指使いであっても、手先の動きは限られています。あと、ピアノ自体がないとできませんね。

　またあやとりは、紐《ひも》を指でとり、それを広げた瞬間に完成形があらわれますよね。おりがみとは違い、手順の複雑さや頭のなかで形を組み立てるイメージ力がそれほど求められません。またおりがみほど精緻な動きは不要で、手順通りに指先を動かせば、ある程度形になりそうです。

　それに対して**おりがみは、完成形にいたるまでの過程が連続的で、頭のなかでイメージしやすく、脳を活性化させやすい**と考えられます。

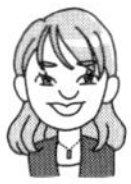

折り目ひとつで仕上がりが変わってしまうことを考えると、最初から最後まで集中力も必要です。

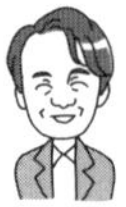

そしておりがみのもう一つの大きなメリットは、特別な道具を必要とせず、誰でも手軽に始められることです。紙という身近なものを使って、特別な準備もいらないのが魅力です。

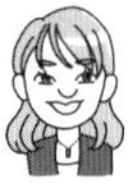

私が実感しているのは、「おりがみはコミュニケーションのツールとして使いやすい」ということですね。

例えば、妊婦さん向けにおりがみやペーパークラフトの講座を開くと、お子さんを連れて来るお母さんが多いんです。3歳ぐらいの子や小学生が一緒におりがみをするのですが、驚くのは大人も子どもも同じくらい集中して楽しんでいることです。世代を超えてみんなが夢中になれる活動は、貴重です。

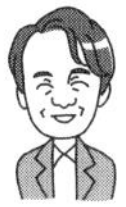

確かに、おりがみは老若男女を問わず楽しめるのが大きな魅力です。あやとりもコミュニケーションのツールにはなりますが、病院のような場所では衛生面の問題が出てくるかもしれません。紐を渡し合うので、感染症のリスクも気になるところですね。

でも、おりがみなら自分だけで完結できるので、感染リスクが少なくて済みます。コロナ禍《か》のような時期でも安心して取り組めます。

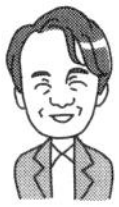

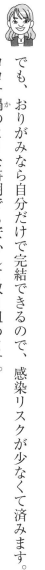

おりがみと同じように手先を使う遊びとして、思いつくのは粘土遊びですね。でも、粘土は準備や片付けが面倒だったり、保管が大変だったりすることがあります。持ち運びにも不便ですよね。扱いやすさ、片付けのしやすさ、保管のしやすさなどを考えると、おりがみに軍配をあげたいですね。

COLUMN

ペーパーアートの魅力をもっと伝えたい!
――一般社団法人日本ペーパーアート協会®を設立した理由

私がペーパーアートに取り組み始めたのは、産婦人科で看護師をしていたときのことです。母子手帳のカバーをペーパークラフトで作る講座に携わることになりました。

私が勤めていた病院は、理事長の方針で、患者さんが通院するだけではなく、一つのコミュニティの役割を果たせるよう、さまざまな活動の機会を提供していました。例えば、マタニティビクスやマタニティヨガなどです。こうした活動の一環で、母子手帳カバー作りの講座を開くことになったのです。

私は母親の影響もあって、子ども服を作ったり、編んだり、ケーキやクッキーを焼いたりと、手作りすることが大好きでした。ペーパークラフトだけに特別な親しみがあったわけではありませんが、理事長からの指示で、なんとその講座で教えることになったのです。

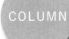

母子手帳は、子どもが生まれてから何年も使う大切なものです。そこで私は紙の質にもこだわりたいと思い、「呉竹《くれたけ》」という会社が提供しているスクラップブッキングを取り入れました。スクラップブッキングは写真など思い出となるものを飾ってアルバムのように作っていくペーパークラフトで、色あせしないアシッドフリー素材の紙が使われていました。私はこの出合いをきっかけに、紙の選び方の奥深さを知るようになりました。

当初は業務としてペーパークラフトに取り組んでいたのですが、そのなかで、さまざまな発見があったのです。

講座をやっていると、患者さんの反応に驚かされました。

例えば、「こんなに難しそうなものが作れるかな」と不安そうにしていた方が、作品を完成させたときには「やってよかった」「癒やされた」と、とても喜んでくれたのです。

妊婦さんは、日常的にさまざまなストレスを抱えています。自分の体の健康やお腹の赤ちゃんのことはもちろん、お仕事のことや家庭のことなど、心配が尽きません。しかし、ペーパークラフトで母子手帳カバーを作っているときは、すべてを忘れられたようです。ペーパークラフトにそんなポジティブな効果があるとは、私は知りませんでした。

もしかして、ペーパークラフトにはすごい力があるのかもしれない。そう思い、患者さんのストレス値を測定してみたこともあります。唾液でストレス値をチェックできる医療機器を使い、講座の前後のストレス値を比較すると、講座のあとはストレスが軽減されていることがわかりました。

それからです。妊婦さんが作品を完成させて、笑顔で帰っていく姿を見ると、「もっと多くの人にクラフトワークによるセラピー効果を知ってもらいたい」と思わずにはいられなくなったのです。

インターネットで調べていくなかで、こんな事実も知りました。

2001年のアメリカ同時多発テロ事件のあと、人々がどのように心を整理していたのか——多くの人が、亡くなった家族や友人を偲《しの》びながらカードに思いを書いたり、紙で何かを作ったりして心を癒やしたというのです。大切な人を突然亡くされた方々は、紙という身近な素材を使い、思いを書いて人と共有することで、気持ちを整理していたのです。

私はもう、確信しています。ハンドメイドのなかでも、人はとりわけ紙で何かを作り、作品を完成させることで、心が癒やされ、達成感が得られるのだと。

このことを多くの人に伝えたくて、私は「一般社団法人日本ペーパーアート協会®」を設立しました。ですから、協会のレッスンでは、必ず作品を完成させて持ち帰っていただくことを徹底しています。20年ほど前のカルチャー教室などでは、2時間のレッスンが終わった時点で未完成の場合は「続きは家で作ってください」と言われるのが普通でした。しかし多くの人は、持ち帰ったらそのままにしてしまい、完成させられないのです。教室の時間と家での時間はまったく別の世界なのでしょう。やはり、その場で完成させてもらうことが大切だと感じています。

また協会では、ペーパーアートを教える講師やクラフトワークのセラピー効果を伝えるクラフトワークセラピストも育成しています。

以前の私は、看護師として定年まで働くつもりでいました。しかし、知人に「本当にやりたいことは何か」と問いかけられたのをきっかけに、自分の人生を見つめ直したのです。私の望みは、クラフトワークセラピーの素晴らしさを広めることでした。それには、私ひとりの力では足りません。

病院では、看護師として通常業務もしながら、クラフトのキットを作ったり、デザインを考えたりもしなければならず、とても忙しかったのです。ほかのスタッフも同様に忙しく、手伝ってもらおうにも誰もやりたがりませんでした。こうした悩みを解決することをきっかけとして、全国に「教える人や癒やしの力を伝えられる人を育てる」ことを決めたのです。

協会設立から10年以上が過ぎ、今では心強い仲間たちに囲まれています。今、協会には、たくさんのカリキュラムや講座を受講してより難しくてクオリティーの高い作品を作りたいという方のほか、医療や介護、保育の現場で活躍されている方、セラピー効果や脳活性化力アップのエビデンスを伝え、さまざまな活躍をする方が所属しています。

協会では、単なる技術指導だけでなく、ペーパーアートを通じた癒やしや思いを伝える活動も行っています。ペーパーアートには、ただ作品を作って楽しむだけではなく、心を癒やし、感情を豊かにする力があると信じ、職業としても活躍できる人を増やし、子どもたちの未来が自信に満ちあふれ、笑顔でいっぱいになる世界にしていきます。

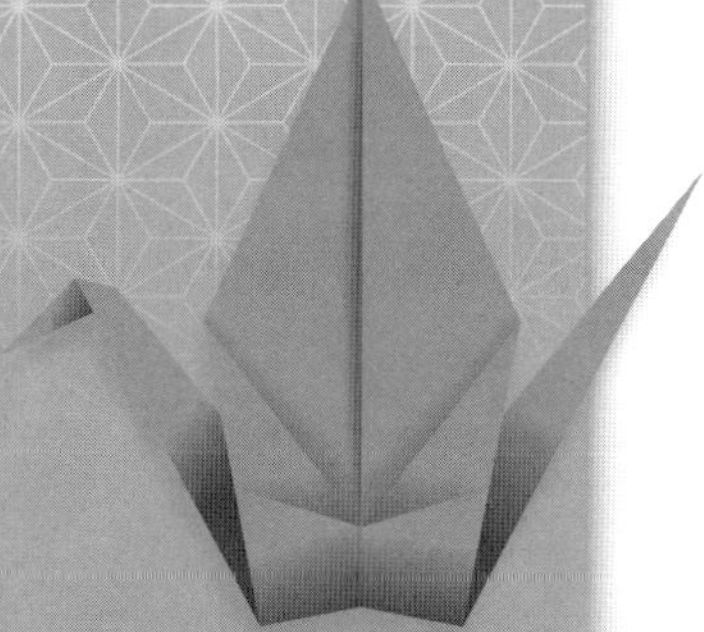

第2章

おりがみで イライラ・モヤモヤも 解消!?

「癒やされる」「心が軽くなる」
——病院で実感したおりがみの力

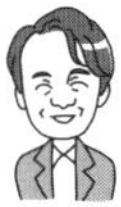

栗原さんは、最初は妊婦さんを相手にペーパークラフトを教えていたんですね。その経験はどんなものでしたか？　ペーパークラフトをした妊婦さんは、どんな反応をしていたのでしょう。

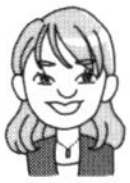

そうですね、妊婦さんからは「癒やされる」という言葉を本当によく聞きました。「クラフトを作っていると、とても集中できる」と言うんですね。最初はほかのこと、例えば、出産の不安などが頭に浮かぶのですが、作業を進めるうちに、気づけば指先だけに没頭しているそうです。その結果、リフレッシュされたり、心が軽くなったりする、ということでした。一心不乱に紙で作ることで、雑念が洗い流されていく感覚ですね。

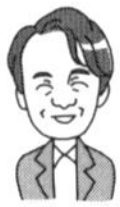

それは素晴らしい。妊婦さんだけでなく、ほかの方にも同じような効果があるのでしょうか？

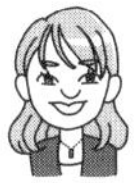

例えば、協会の仕事を始めて、介護施設などで高齢の方におりがみを教えているときも、同じような反応があります。「懐かしいな」とか、「こんなに集中できるのは久しぶりだ」という声がたくさん聞こえてきます。

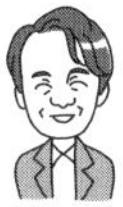

高齢者の場合、指先が不自由になっている方も多いと思いますが、おりがみはどのように取り組まれているのでしょうか？

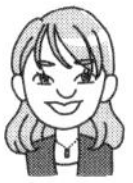

確かに、高齢になって指先の動きが鈍くなる方は多いですね。「子どものときにおりがみをしてから、何十年もやってない」という人もいます。そういう人は、「ちょっと折ってみてください」と声をかけられても、やはり折れません。何回も折ったことがあるはずの鶴であっても、「ここからどうやって折るんだっけ？」と戸惑う様子が見られます。

でも、それも最初だけなんです。1羽目、2羽目は苦労するかもしれませんが、5羽、6羽と作ると、すっかり昔のことを思い出して、手がスムーズに動き始めるんです。その瞬間の笑顔は、教えていて本当に嬉しいものです。

折れなかった人が折れるようになると、自信がつくでしょうね。

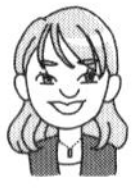

そうなんです。そしてさらに面白いのは、一度折れるようになった人が、今度は周りの人に折り方を教え始める様子が見られることです。

　ついさっきまで折れなくて「できない」と嘆いていた人が、突然「ここはこう折るんだよ」と親切に教える側にまわるんです。その姿を見ると、おりがみには人をポジティブにする力があるんだなと実感します。

人に教えることで「自己効力感」を得ているのかもしれません。特に男性は退職すると、人に何かを教える機会が減り、自分の存在価値を確認する場が少なくなります。会社のなかで偉くなり、たくさんの部下に囲まれていた人が、退職するとすっかり元気をなくしてしまうのは、そのためもあるでしょう。相手の都合も考えず無理に教えようとすると「老害」と言われてしまいますし。でも、おりがみを折る場なら、きっと、誰も嫌がりません。

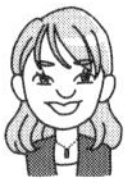

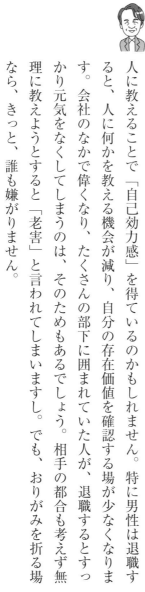

同年代どうしで教え合うのもいいですし、お孫さんに教えてあげるのも素敵だと思います。おりがみは世代を超えて遊べるもの。今は核家族化が進んでいますが、お

じいちゃんおばあちゃんから教わったおりがみを、お孫さんは忘れないと思います。「あのとき、おじいちゃんに教えてもらったんだ」と心に刻まれるでしょう。そういう心の交流を大切にしてほしいです。命の大切さや家族の絆《きずな》も、おりがみを通じて伝えられたらいいなと思っています。

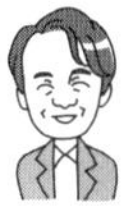

おりがみは、言葉を介さないコミュニケーションでもあると考えれば、異文化交流の場でも役立ちそうです。

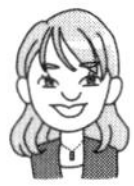

そうですね。だからこそ、子どもたちにもおりがみに親しんでほしいんです。例えば、折り鶴を名刺代わりに交換して、「君とは友達だよ」というメッセージを伝えることができたら、そこに言葉はいりません。世界中の子どもたちがおりがみで鶴を折れるようになって、平和の象徴として広まったら……。私はそんな夢を抱いています。現役を退いたら、世界中を旅して鶴の折り方を広めて、命を大切にして争いのない世界にしていきたいな、なんて思っているんです。

没頭できるのには秘密がある——おりがみと「集中力」の関係

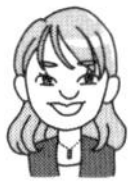

おりがみに取り組む人たちを見ていると、共通しているのは「没頭」していることですね。みなさん、ただ指先に全神経を集中させていて、おりがみ以外のことを何も考えていない様子です。「この時間が癒やしなんだ」と言う人もいます。どうして、あんなにも集中できるんでしょう？

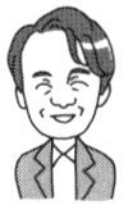

それは、脳の構造と、おりがみの特性が関係しています。

まず、脳の構造について考えてみましょう。

人間が何かに取り組もうとしているときは、脳の司令部にあたる前頭前野が活発に働いています。前頭前野は、ほかにもさまざまなものが視野に入ってくるなかで、特定の作業や目標に向けて指令を出し、やるべきことを絞り込みます。

その、**何らかの具体的な目標が「やる気」の出発点**でもあります。**目標をはっきり意識することで、前頭前野をサポートする「大脳基底核」という領域にある「やる気中枢」が刺激を受けて活性化し、やる気信号が発信される**んです。当然、集中力も高まります。

そうなんですか？　でも人間の集中力って、すぐ切れることが多いですよね。

それは仕方がないことなんです。というのも、前頭前野は「飽きっぽい」という性質をもっているからです。

　まず前頭前野は、一度に一つのことにしか注意を向けられません。「聖徳太子は10人の話を同時に聞き分けた」という逸話がありますが、あれは『日本書紀』などに書かれた「伝説」だと思います。

「いや自分は二つ以上の作業を並行している。マルチタスクができる」という人もいるかもしれませんが、おそらくは錯覚ですね。客観的に観察してみると、意識を向ける対象をこまめに切り替えているだけで、実際にはシングルタスクであることが、ほとんどだと思います。

一つのことにしか注意を向けられないのに、飽きっぽいんですか。

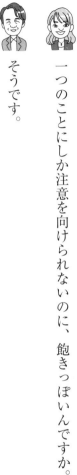

そうです。

飽きっぽく、集中力が続かない傾向は、人間だけでなく、動物全般にいえることです。野生動物が生き延びるためには、常に周囲に注意を払っておかないといけません。例えば、シマウマなどの草食動物は、サバンナの草原で、ライオンなどの肉食動物をずっと警戒しています。いつ外敵が襲ってくるかわからない以上は、目の前のことに集中してばかりもいられないんです。没頭してしまうと外部からの危険に気づけず、自分が食べられてしまうかもしれないですから。

そのため、身の危険を察知する能力は動物にとって不可欠なもの。**動物の脳には「集中しすぎない」ようにさせる機能が備わっている**ともいえます。

こうした動物としてのメカニズムをもちながら、「集中できない」ことに困り、「どうしたら集中できるんだろう」と悩むのは、人間だけなんです。

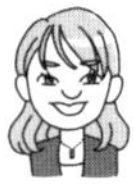

うーん。確かに自然界では集中しすぎると命の危険があるのかもしれません。だったら、なぜおりがみには集中できるのでしょう?

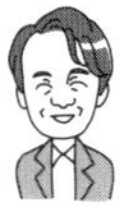

そこで、おりがみの特性が関わってきます。

先ほど申し上げたように、やる気を引き出し、集中力を高めるには、「目標=何をするのか」を定めることが肝心です。

おりがみは、最終的な完成形が明らかに見えていて、完成形に向かう道筋も、わかりやすく解説されていますよね。また、**おりがみの工程が「スモールステップ」になっているのもポイント**です。最終的な完成形を見せられるだけで「さあ、やりなさい」と言われるのではなく、**小さな段階を一つずつクリアするたびに、少しずつゴールに近づく感覚が得られます。これが脳にとって「ご褒美《ほうび》」になる。**ご褒美が続くから、飽きにくいんです。

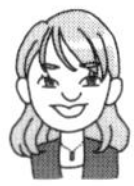

小さな達成感を積み重ねているから、最後まで集中していられるわけですね。そういえば、仕事でも目標が大きすぎると、途中で挫折しやすいかも。

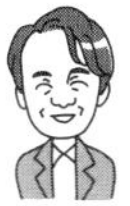

大きな目標は、小さいゴールに分割することが、脳にはいいんです。大きな目標を達成するまでの過程で、脳内の「快楽中枢」が反応しないと、モチベーションが続きにくいからです。快楽中枢の活動が強くなると、快楽物質として知られるドーパミンが分泌されます。これが「ご褒美」となって、モチベーションが維持されるわけです。

大きな目標をそのまま掲げると、達成まで時間がかかりすぎ、その間はご褒美がないので、途中で飽きてしまうことが多いと思います。けれども、**目標を小さなゴ**

ールに分けることで、達成感を小出しに得ることができます。これが、脳の快楽中枢を刺激し、やる気を維持する秘訣《ひけつ》です。おりがみには、自然とこの仕組みが取り入れられているので、集中しやすいのではないでしょうか。

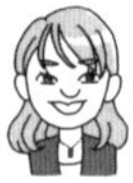

おりがみがそんなにうまくできているとは思いませんでした。確かに、一つひとつ折り上げるたびに「ここまでできた」と嬉しくなります。

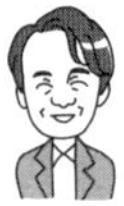

そうでしょう。スモールステップは、仕事や勉強でも役立つ考え方です。例えば、月間売上目標を達成しようとするとき、1カ月分の目標をさらに1週間ごとに分け、各週に達成すべき売上額や獲得件数を設定しますよね。これにより、最終目標が現実的で具体的なタスクに分解されて、チーム全体のやる気が維持されやすくなります。また、小さな成功体験を積み重ねることで、士気が上がり、最終目標達成への道筋が見えやすくなります。

おりがみには最初から、こうしたスモールステップの要素が組み込まれているんです。だからこそ、おりがみは飽きにくく、モチベーションを保ちながら楽しめるのだと思います。

おりがみも「運動」になる!? おりがみでリラックスできる理由

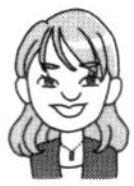

私の講座では「おりがみを集中して折ったあとは、脳がスッキリしたような、リラックスした感覚になる」という感想もよく耳にします。これはどうしてなんでしょうか？

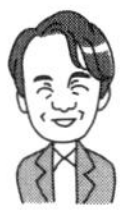

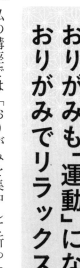

おりがみのあとで**リラックスした感覚があるのは、いつもと異なる脳の部位を使っていることが快刺激になることが理由**だと考えられます。

おりがみは楽しみながら、なおかつ集中力が必要な、脳に適度な負荷のかかる作業ですよね。その負荷を乗り越えて完成させたときの充実感や安堵《あんど》感が、リラックス感に結びついているのでしょう。それに、頑張って素敵な作品ができると、達成感やスッキリ感がありますよね。

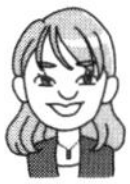

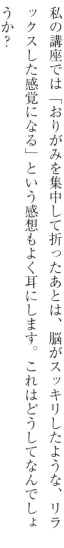

確かに、それは私も実感しています。しかし、「いつもと異なる脳の部位を使う」とリラックスできるというのは、どういうわけですか。

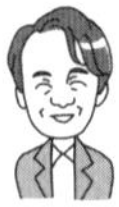

大前提として脳は「新しいことを知るのが好き」という特性をもっています。先ほども触れたように、快楽中枢と呼ばれる領域の活動が強くなると、快楽物質として知られるドーパミンが分泌されます。**新しいことを学んだり経験したりしたときも、脳がドーパミンを出して快感を与えてくれる**んです。

おそらくこれは、進化の過程で知識が生存に有利に働いたからだと思います。現代に生きる私たちが、世の中や他人のことが気になって仕方がないのは、その名残でしょう。ついスマホを触って最新情報をチェックしてしまうのも、そのせいかもしれません。スマホを開けば新しいニュースがあるかもしれない、ＳＮＳの投稿に「いいね！」がついているかもしれないと思うと、じっとしていられないんです。

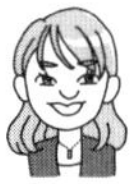

思い出したことがあります。ある人が、社会人として働きながらバレエを続けているというんですね。あまり練習時間がとれないのでなかなか上達しないそうなのですが、「仕事では使わない脳を使うような感覚があって、バレエをしたあとはスッキリする」、そういう話を聞きました。

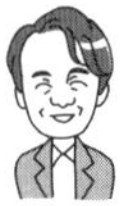

わかる気がします。特に、レッスンのなかにうまくスモールステップが組み込まれ

ていて、上達度を実感できるようなかたちになっていると、さらに効果を感じやすいでしょう。加えて、運動そのものが脳にもたらしている効果も、大きいと思います。よほど強すぎる負荷でない限り、「運動は脳によい」とするエビデンスがたくさんあります。

例えば、有酸素運動が得意な子どもは成績がよい傾向があるとする研究があります。また、運動がうつ病に効果があるという報告も。運動すると、脳内の神経伝達物質の一つであるセロトニンが分泌されます。セロトニンは、気分や感情の制御に関わっていて、スッキリした気分をもたらしてくれます。

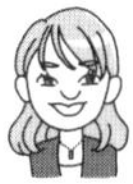

普段から運動が不足しがちな、デスクワーク中心の人が体を動かすと、効果をより実感できそうですね。

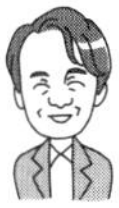

そうだと思います。デスクワークだと日常的に運動量が少なくなり、脳への刺激のバリエーションも限られてきます。デスクワークと運動ではさすがに脳の使う部分が違う、そういう意味では「仕事では使わない脳の部分を使う」と言えます。

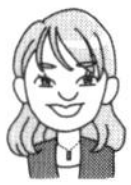

おりがみも、手先を使う運動だと考えられますか？　例えば、折り方を覚えてすぐ

に再現するとか、両手の協調運動とか、普段あまり使わない脳の部分を使っているように思うのですが。

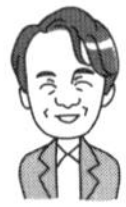

手は小さな部位ですが、脳内では手の動きに関わる領域が非常に広く占められているというお話を前章でしました。だから、**おりがみのように手先を使う運動は、狭い範囲を動かしているように見えて、脳全体を広く使っていることになる**んです。

無心になると心が整う
——おりがみと「マインドフルネス」の共通点

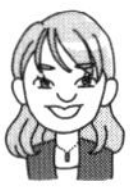

おりがみをしていると、無心になって目の前の作業だけに集中できることがあります。そのとき、心が整うような感覚を覚えるんです。

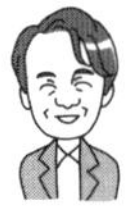

そのメカニズムは、「マインドフルネス」にも通じています。

今、目の前にある作業に意識を集中させることで、不安や心配ごとが頭から遠ざかっていく。マインドフルネスは、そのために瞑想《めいそう》などを使い、簡単に言えば「考えごとをしない」状態を目指すものです。

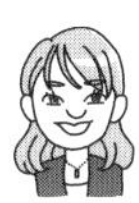

おりがみには、瞑想のような効果があるということですか？

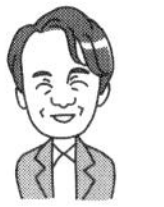

そうです。余計なことを考えないではいられない私たちでも、「考えごとをしない」で心静かに過ごすことができる。その点で、おりがみと瞑想は共通しています。

また、私たちの脳の仕組みについても、考えてみましょう。

私たちの思考は、脳の司令部にあたる前頭前野が制御しています。先ほども触れたように、前頭前野は飽きやすく移ろいやすい性質をもっているのですが、「恐怖中枢」と「快楽中枢」から刺激を受けてもいます。人間にとって、恐怖中枢と快楽中枢は、行動を支配する2つの大きな原理と考えます。

特に強いのは危険回避に関わる恐怖中枢で、不安やストレスがあると脳の恐怖中枢が活性化します。これも自分の身を守るために備わっている仕組みなのですが、現代社会においては恐怖中枢が不必要に機能しすぎることがあるんですね。サバンナのように危険な肉食動物がいつ襲ってくるかわからない環境ならともかく、安全な現代社会においては、そこまで警戒を続ける必要はないはずですが、どうしても不安や心配ごとにばかり目がいってしまう。

とりわけ、何もしていない安静時が危険です。頭のなかで不安やストレスにまつわるネガティブな思考がループして、どこまでも増幅します。

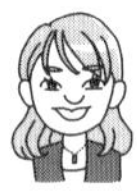

「もし、あんなことやこんなことが起きたらどうしよう」などと悪い結果ばかりを想像してしまい、身動きがとれなくなってしまう、あれですか？

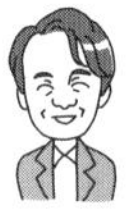

おっしゃる通りです。**何もせずにじっとしていると、ネガティブな思考に陥るように、人間の頭はできている**んですね。考えまいと努力するほどに、余計に考えてしまいます。私はその状態を「**脳内引きこもり**」と呼んでいます。考えまいとしても考えないではいられない、いつまでもクヨクヨとしていて目の前のタスクに手をつけられず、頭のなかで堂々巡りをしている状態です。

　そのような状態のときに活動が強くなる脳領域があります。デフォルト・モード・ネットワーク（DMN）と呼ばれる、複数の脳領域から構成されるネットワークです。

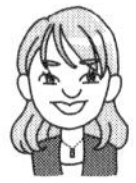

デフォルト・モード・ネットワーク？　なんですか、それ。初めて聞く言葉です。

ＤＭＮは、何もしていないときやボーッとしているときに活動する脳のネットワークです。具体的には、内側前頭前野、帯状回《たいじょうかい》、下頭頂小葉などが含まれています。ＤＭＮは長いあいだ見つからなかった領域です。それは無理もないんです。ＤＭＮは目の前の作業に集中すると活動が弱くなります。ところが、通常の科学実験は、何かしらの課題を行っている際の脳活動を調べるのが基本で、課題をやらせているとＤＭＮは静かになってしまう。むしろＤＭＮは、何もしていないときに活性化するんです。だから実験中は絶対に見つからない。本当にたまたま見つかったんです。

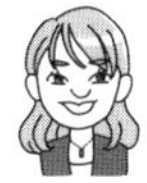

脳科学の進歩ですね。

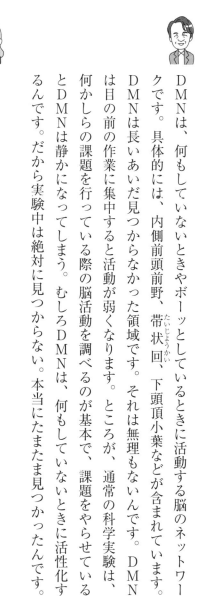

ＤＭＮは、外界に注意を向けることなくボーッとしているとき、それから自分のことや過去や未来のことを考えるときに、活動が強くなります。そして、ＤＭＮが活発になると、ネガティブな思考が止まらなくなります。

逆にいえば、**恐怖中枢の活動を弱め、脳内引きこもりを断ち切るには、自分の頭の内側ではなく、自分の外側に意識を向けることが大事**になる。

マインドフルネスは、まさにそれです。マインドフルネスは、意識的に呼吸や身体の感覚に集中することで、ＤＭＮの活動を抑え、恐怖中枢を鎮《しず》める方法です。いろいろな方法がありますが、例えば、ネガティブな考えが浮かんでも、それを意識的に考えないようにする。あるいは、自分の呼吸や心拍、皮膚感覚、音などに意識を向ける。そうすると、ネガティブな思考から気をそらすことができるんです。

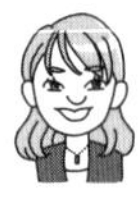

そうやって聞くと、おりがみと同じですね。指先の一点に意識を集中しているうちは、嫌なことを忘れていられます。

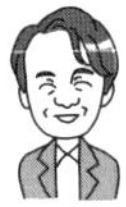

精緻な作業に集中して取り組むことで、ネガティブな思考のループを断ち切り、クヨクヨした気持ちに振り回されないでいられる、ということですね。おりがみに集中すると、脳内引きこもり状態を脱することができる。おりがみを楽しみながら、不安やストレスを軽減できるわけです。

「正しい色」より「ありきたりでない色」がいい

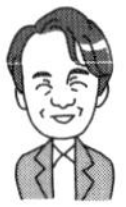

おりがみで「配色」をあれこれ考えることも、脳のトレーニングになると思います。色と形を組み合わせることで、関連した記憶が引き出され、表現力や創造力の

涵養《かんよう》につながります。

おすすめは、**一般的に使われるのと違う色を使ってみること**ですね。例えば、ひまわりを紫や緑の紙で折ってみる。あるいは、鶴を青や黒にするとか。こうした「ありきたりでない色」が新たな発想につながり、創造力が刺激されます。

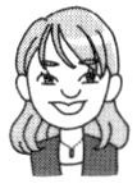

それは面白いアイデアですね。いつもと違う色を使うことで、思ってもみなかった表現ができるかもしれません。
色には心理的な効果があるとも聞きますよね。例えば、赤は情熱やエネルギーを感じさせるとか、青は心を落ち着かせるとか。

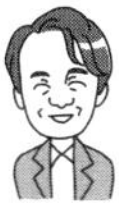

色単体で「この色を使うとこんな効果がある」という話は、私には専門外で難しいです。何らかの効果はあるかもしれませんが、色が単体で明確に作用するかというと、なかなかうまく説明できません。
例えば、食べ物に関していうと、「青い色は人間の食欲を抑える効果がある」と言われています。確かに、真っ青なスパゲティや真っ青な味噌汁を目の前にしたら、ちょっと食欲が湧かない気がしますよね。
でも、だからといって青い色の食べ物は絶対にだめというわけではない。カクテルのブルーハワイ、それから青いソーダやかき氷などは、定番じゃないですか。むしろ、色鮮やかで美味《おい》しそうだと思う人もいるかもしれません。思うに、食べ物に青が馴染まないのは、単に見慣れていないからではないでしょうか。

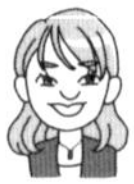

言われてみれば、そうですね。色の心理効果って意外と複雑なのでしょうね。

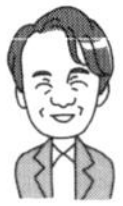

それでも、さまざまな色を使うことは、間違いなく脳への刺激になりますし、創造性にいい影響を与えると思います。美的な観点からもユニークな色の組み合わせが見つかるかもしれません。

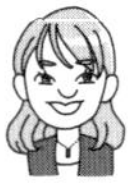

余談ですが、色使いの面白さでいうと、幼少期の環境や、見てきたものによって、使う色にも違いが出るのかもしれないと思ったことがあります。

　私が中国で暮らしていたときのことですが、現地にいる日本人の子どもたちはクレパスでたくさんの色を使って絵を描いていたんです。でも中国人の子どもたちは、使う色のバリエーションが明らかに少なかった。それを見て、中国人の先生たちは「なんで日本人の子どもたちはこんなにいろんな色を使うんだろう」と、とても不思議がっていました。

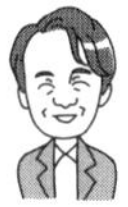

日本人と同じ色数のクレパスを使っていても、中国人の子は色使いが少なかったのですか？

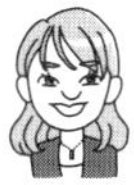

同じように色がたくさんあっても、中国人の子は使わなかったんです。

それから、同じものを見ていても、使う色が違いました。例えば、太陽を描くとき、日本人の子どもたちは赤や黄色で描きますよね。でも、中国人の子どもたちは太陽を白で描いていました。

私は「太陽が白だなんて」と意外に思ったのですが、実際の太陽をよく見れば、太陽は赤でも黄色でもなく、まぶしいような白に近いですよね。ですから、中国人の子たちのほうが現実に忠実といえます。でもきっと、おりがみで太陽を折ろうとしたら、日本人の子たちは赤や黄色の紙を選び、中国人の子たちは白い紙を選ぶのではないでしょうか。

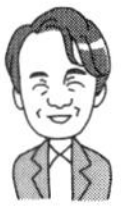

色使いに文化の違いが影響するのかもしれませんね。「好きな色使いをしていい」と言われていても、習慣的に「太陽は白」「太陽は黄色」と思い込んでいて、それ以外の色に違和感を覚えるということでしょうか。でも、そこには面白い発見がありそ

うです。

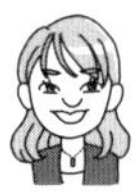

そうですね。私たちは無意識のうちに、「太陽は赤いもの」「ひまわりは黄色いもの」だと思い込んでいます。でも、ほかの人たちの色使いを見て、「その動物に、その色を使うんだ」とか「その配色、自分ではしないな」という気付きがあったら、そうした思い込みが取り払われて、また違うおりがみの楽しみ方が見えてくるかもしれません。

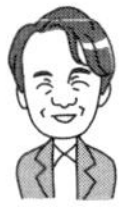

まさにそれです。

繰り返しますが、自動化された動作は、脳の司令部である前頭前野をあまり使っていない状態だと思われます。「いつもと同じ色」を使うのも自動化ですね。脳はエネルギーをたくさん使う臓器で、できるだけ省エネで楽をしたがります。考えることは前頭前野が働いてエネルギーを使うので大変なんですね。そのため、慣れた作業は前頭前野をあまり使わなくていいように自動化されてしまい、脳の活性度が落ちます。

でも、初めての配色や新しい作品に挑戦すると、脳が刺激されて活性化します。自由な色使いをどんどん試してほしいですね。

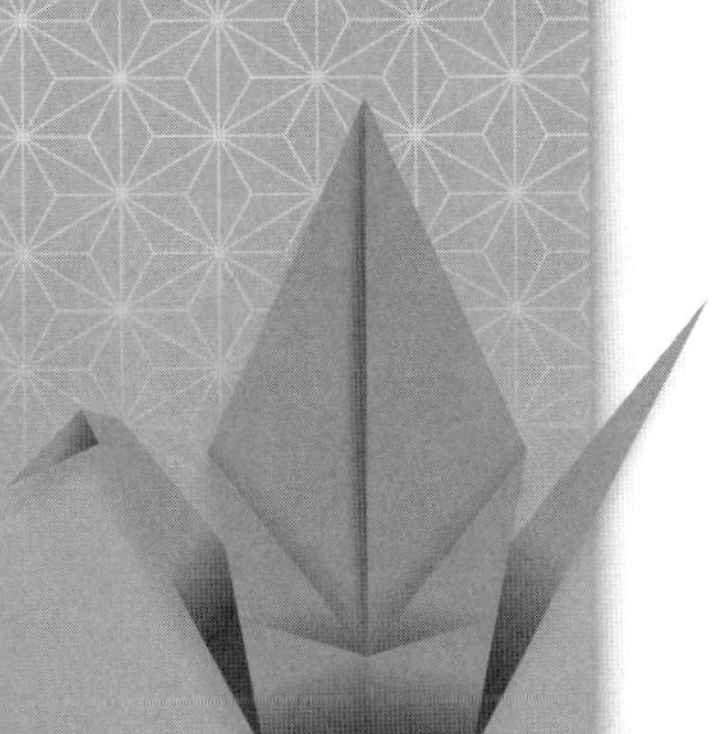

第3章

「やりたい！」が続く習慣化のコツ

「一日で完成！」よりも「まいにち、少しずつ」進めるのがコツ

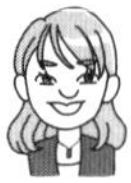

私は、多くの人におりがみを習慣にしてほしいと思っているんです。続ければ続けるほど、それだけおりがみの効果を実感できるでしょう。でも、先生は「脳は飽きっぽい」と言うし、でも上達したほうが楽しいから続けてほしいし。どうしたらおりがみを続けられますか？

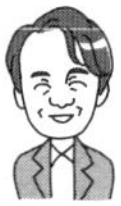

一度習慣にすると「よし、やるぞ」といちいち思わなくてもおりがみにとりかかれますから、いいですね。習慣化のためを考えるなら、あまり頑張ろうと思わず、「短い時間」だけにして、それをまいにち続けることをおすすめします。**長時間一気にやるのではなく、少しずつ進めるほうが飽きないですし、上達のためにもいい**んです。

というのも、一日のなかで長時間取り組んでも、脳が疲れてしまい、上達には上限があります。習得した技術を、脳のなかで整理する時間が必要なんです。

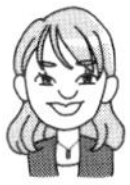

根を詰めず、むしろ「休み休み」やったほうがいいですか？

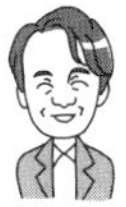

そう、休むべきです。その意味では睡眠も重要で、眠ると記憶が定着します。一日にどれだけ長時間やっても、上達には上限がありますが、眠って起きたらそれだけで上達度が上がるというエビデンスもあります。眠ることによって脳のなかが整理されて、上達が促進されるというんですね。これも、短い時間でもまいにちやるのが効果的である理由です。

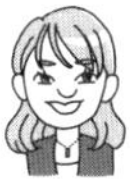

「週末に、あれとこれと、何個か作ろう」よりも、「今日はあさがおを作ろう」のほうがいいわけですね。

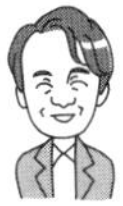

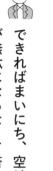

できればまいにち、空けるとしても中2日くらいにしたほうが、それまでの頑張りが無駄にならなくて済むと思います。

おりがみに限らず、ブランクがあると、ちょっと動きがぎこちなくなりますよね。これは脳の情報処理の効率が悪くなるからなんです。日々同じ作業を繰り返していると、まいにちよい調子で作業が滑り出すけれど、休日を挟むと、「あれ、どうするんだっけ？」となるかもしれません。

それは、熟達したプロでも同じなんです。ポーランドの首相も務めたピアニスト、イグナツィ・パデレフスキは「一日練習を休むと自分にわかる。二日休むと評論家にわかる。三日休むと聴衆にわかる」と言いました。同じことはおりがみにも当てはまると思います。まいにちコツコツと続けることで、スムーズに折れるようになり、上達を実感できるはずです。

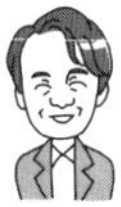

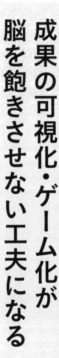

成果の可視化・ゲーム化が脳を飽きさせない工夫になる

先ほども触れたように、**人間は脳の性質からどうしても飽きっぽいので、「続ける」ためにはどうやって飽きない仕組みを作るかがカギ**だと思います。

例えば、**成果を可視化したり、楽しさを取り入れてゲーム感覚をもたせたりするのがいい**でしょう。

成果の可視化というのは、例えば、第4章の「30日プログラム」のどこまで進んでいるかをマーカーの色で示したり、完成したおりがみを目の届くところに並べてみたりすることを指します。いわば視覚的に達成感を得られる仕掛けなのですが、これだけでやる気が続きます。

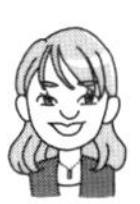

なるほど。目に見えるかたちで進捗《しんちょく》が実感できると「こんなに頑張ったんだ」と思えますし、モチベーションが保てそうです。

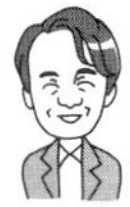

小学生の頃、夏休みのラジオ体操に、スタンプカードを首から下げて参加しませんでしたか？　毎朝スタンプを押してもらい、スタンプがたまると「よくやってるな」「もっとためるぞ」という気分になりました。これまでに自分がやってきたことが積み上がっているのを見ると、自信になってやる気につながるんです。

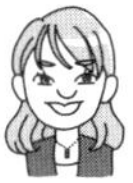

ゲームのようにして楽しむという発想も面白いのですが、どうしたらおりがみにゲーム性を取り入れられますか？

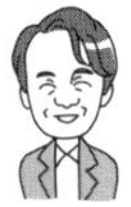

いくつか方法があると思います。例えば、「何分で折れるか」を計ってみたり、「10分以内にどれだけ折れるか」といった制限時間を設けてチャレンジしてみたり。家族や友人とおりがみのスピードや仕上がりを競い合うのも一案ですね。

　また、意外に思われるかもしれませんが、**「切りの悪いところで終える」ことも効果的**なんです。

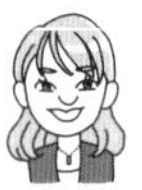

え⁉　普通は「切りのいいところまで頑張ろう」と言いますよね？　なんだか逆のような気がします。

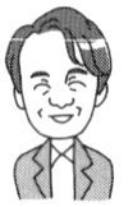

そうですよね。でも、心理学的な根拠があります。**「ツァイガルニク効果」**というのですが、**「完成した課題よりも、中断した課題や未完の課題のほうが思い出されやすい」という現象**です。

　というのも、何かを完成させると「あー、終わった、スッキリした」と脳が安心して、記憶が薄れがちなんですね。ある課題に取り組んでいる間は、その課題に必要な知識や考え方に関わる神経ネットワークが活性化していて、課題全体を見渡しやすいのですが、完成してしまえば、その活性は落ち着いて、別の課題のために脳の容量を空けようとします。おりがみから別のことに、頭が切り替わってしまうということです。

　これに対し、課題を途中で終わらせると、その未完の状態が脳に残ります。一日を終えるとき、心残りでも中途半端なところで切り上げておいたほうが、その課題に関連した神経ネットワークの活性が維持されていて、翌日も作業が進みやすいんです。

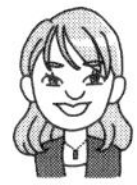

面白いです。でしたら「今日中に絶対に終わらせなきゃ」と思わずに、途中でやめてもいいんですね。

本書に収録しているおりがみは、所要時間は10～30分程度だと思います。でも初めての人はもっと時間がかかると思いますし、慣れるまでは疲れることもあるでしょう。そんなときは「もう少し頑張って切りのいいところまで終わらせよう」と頑張るのではなく、無理せず「ここでやめておこう」でいいんですね。

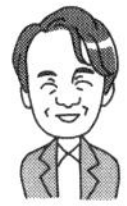

はい。「途中で終わるのは悪いこと」と思わず、むしろポジティブに捉えてほしいです。続きがあることで、翌日の作業がはかどるわけですから。

決まった時間・決まった場所で——「仕組み化」の効用

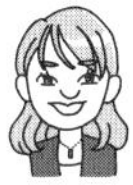

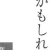

今回、第4章で「30日プログラム」として掲載したのは、「まず30日、続けてみましょう」という願いを込めているからなんです。それぐらい続ければ、効果が実感できるかもしれません。まいにちおりがみをすることで、手先が器用になったり、

脳が活性化されて日常生活が改善することもありますよね。

加えて、30日もあれば「こんなにたくさんの作品が作れるようになった！」と目に見えるかたちで達成感を得られると思うんです。

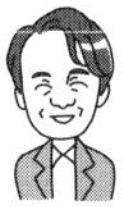

おっしゃる通りで、習慣化を目指すなら、まいにち続けることが大切です。途中で「折る日」と「折らない日」があると、せっかくの習慣が途切れてしまいがちです。たとえ一日の取り組みが短時間でも、まいにち続けることで効果が持続します。
ただし、人間は忘れやすい生き物でもあります。そこは、忘れない「仕組み」を取り入れるのがいいですね。

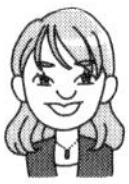

忘れない「仕組み」というのは、具体的にどんな方法があるのでしょう？

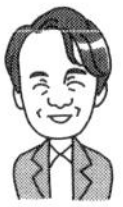

例えば、**「決まった時間におりがみをする」のは効果的**です。朝ごはんのあとや寝る前、あるいはまいにち出かける前や帰宅後など、自分のライフスタイルに合わせて取り組む時間を決めるといいですね。こうすると、おりがみをするのが「当たり前」の感覚になり、「今日はやろうかな、休もうかな」といった雑念を排除できます。また、アラームをセットして「おりがみの時間」を知らせるのも、やり忘れを

防ぐ工夫です。

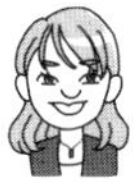

確かに、「○時にやろう」と心のなかで決めるだけでは忘れがちですから、アラームでリマインドするのはよさそうですね。

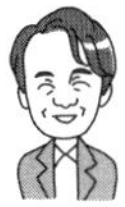

必ず見る場所にメモを置いておくのもよいですね。
それから、**普段の習慣とセットにすると、忘れにくくなります**。例えば、「コーヒーを飲んだあとにおりがみをする」ようにすると、やがてコーヒーを飲むたびにおりがみのことを自然に思い出すことになるでしょう。
ほかの人を巻き込むのも習慣化に役立ちます。例えば、家族や友人と「一緒におりがみをする約束」をすると、忘れないでしょう。
そして、何か新しいことを始めるには、時間のやりくりも重要です。一日の時間には限りがあります。何か新しいことを始めるなら、今までやっていた「不要な習慣」を削ると、おりがみにあてる時間を確保しやすいと思います。

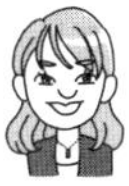

時間帯はどうですか。朝がいいとか夜がいいとか、おすすめの時間帯はありますか?

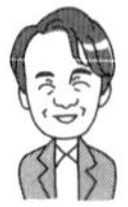

その人の都合や気分もあるでしょうから、自分のライフスタイルに合わせて取り組みたい時間に取り組むのが一番よいと思います。

ただ、あくまで脳の活動に重点を置いて考えるなら、午前中がよいでしょう。おりがみは集中力を要する細かい作業です。まだ脳が疲れていない午前中に取り組んだほうが、無理がないと思います。逆に夜になると日中の活動で脳が疲労していますから、集中力が途切れ、うまく楽しめないかもしれません。

また、一日の終わりに予定していると、ほかの用事が長引いたりして、おりがみをする時間が圧迫されることもあります。思うように作業を始められないのはストレスですよね。そういった意味でも、一日のなかで早めの時間帯に「とりあえずおりがみをする」と決めておくのがいいと思います。

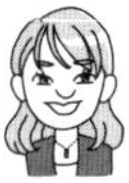

午前中のほうが脳も集中しやすいんですね。作業場所も決めておいたほうがよいでしょうか？

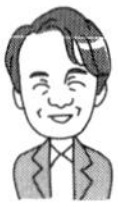

はい、**場所も固定しておくと習慣化しやすくなります**。

例えば、「英単語を覚えるのは、毎朝の電車内で」だとか、「週末に仕事をしないといけないときはカフェで」などと決めておくと、その場所に行くだけで、その作業に関わる脳の領域が活性化するようになります。

おりがみをするときも「この机で」などと作業スペースを決めておくと準備が楽ですし、「ここに座ったらおりがみをする」というリズムが自然と身につきます。

おりがみの道具を目に見えるところに置いておき、すぐに始められる環境を整えておきましょう。

「ほどよい難易度」でフロー状態に入れるかも!?

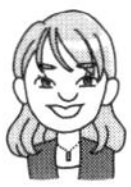
おりがみの「難しさ」については、どう考えるとよいでしょう。あまり簡単でもつまらないですし、あまり難しくても挫折してしまいそうです。次章からの「30日プログラム」では、最初は簡単なものから、少しずつ難易度が上がっていく構成になっています。何かアドバイスはありますか?

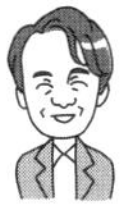
そうですね、習慣化には目標設定が大きな役割を果たしますが、特に大事なのは「ちょうどよい難易度」を選ぶことです。

「フロー状態」という言葉を聞いたことがありますか？　これは、外界のことが気にならなくなるほど深く集中した状態を指します。スポーツの世界では「ゾーンに入る」とも言いますよね。フロー状態に入ると、やる気など必要とせず、結果やご褒美のことなどを意識するまでもなく、目の前のことに集中できます。

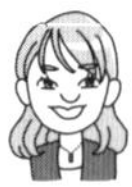

それは、究極の集中ですね。どうしたら、そんな状態になれるのでしょう。

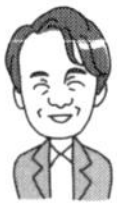

フロー状態について研究した心理学者のミハイ・チクセントミハイ博士によると、フローには共通の要素があるそうです。それは、

(1)　課題が明確で具体的であること
(2)　課題設定が簡単すぎず難しすぎないレベルにあること
(3)　他人や自分自身から評価を受けないこと

などです。

おりがみは(1)を最初からクリアしていますから、(2)は重要です。つまり、フロー状態になるには、取り組むおりがみの難易度設定がカギを握っています。

望ましいのは、自分にとって「少し難しい」くらいの難易度にすることです。栗原さんが心配される通り、簡単すぎるとすぐに飽きてしまいますし、逆に難しすぎると挫折しやすくなります。ほどよい難易度にすることで、クリアしたときに達成感が得られ、飽きずに集中して取り組めます。

目安としては「自分にはまだ難しいかな?」と思うけど「なんとかできるかもしれない」ぐらいの難易度がいい、ということですね。

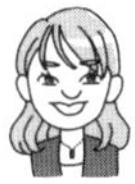

よくわかりました。

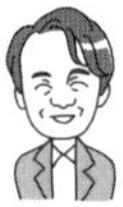

必ずしもおりがみでフロー状態を目指さなくても構わないと思いますが、課題の設定は重要です。おりがみの魅力は、スモールステップで進められる点にあります。少し難しい課題でも、一つひとつのステップをクリアするたびに「できた!」という達成感を味わえる。それが脳に快感を与えてくれて、集中しやすくなるんです。栗原さんが作った「30日プログラム」は、そのステップが視覚化されていて、初心者でも進めやすい設計になっていると思いますよ。

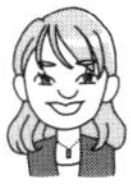

ありがとうございます!

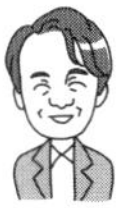

とはいえ、おりがみをするときは、「フロー状態に入ろう」と頑張らず、ただ楽し

めばいいと思います。その結果として、周りが見えなくなったり、余計なことを考えずに済むぐらい没頭できることがある、ということですね。

例えば、スポーツの試合でも、勝ち負けにこだわって「ここでポイントを落としたら負ける」と考えると、プレーに集中できなくなることがあります。そうではなく、余計なあれこれを考えずに自分のプレーに集中できる状態が理想。最高のパフォーマンスが生まれるのは、そんなときです。

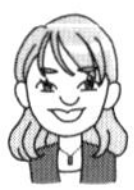

本当に集中していると、時間が経つのも忘れてしまいます。

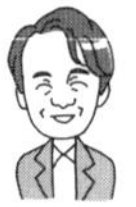

そうですね。フロー状態のときは「今、自分はフロー状態に入っているな」と思うことすらありません。ふと我に返って、「もうこんなに時間が経っていたのか」と感じられたなら、それがフロー状態に入っていた証拠かもしれませんね。そういうときは、よい作品ができていることが多いはずです。

「30日プログラム」に入る前に

完成したら誰かにプレゼントしよう

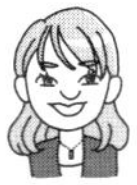

せっかく作ったおりがみの作品を、そのままにしてしまうのはもったいないので、できれば飾ったり、人に贈ったりして、その後も楽しんでほしいと思います。

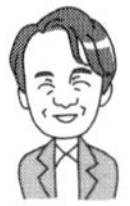

おりがみをしていると、作品がどんどん増えてきますよね。すべてを取っておくのは現実的ではないので、練習用には普通の紙を使って、気にせず捨ててしまって構わないと思います。

ですが、これはという作品には上質な紙を使ったり、完成したものを飾ったり、大切な人にプレゼントするとよいですね。私の経験では、外国の方に感激されることが多いです。海外に行った際、ホテルに泊まったときにおりがみを折ってチップと一緒に置いていたら、とても喜ばれました。

人に喜んでもらうと、脳の快楽中枢が刺激されて「また頑張ろう」と思えるんです。これもモチベーションを保つ上で大切なポイントです。

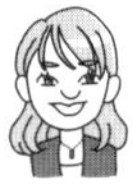

素敵なアイデアですね。確かに、誰かに喜んでもらえると嬉しくなりますし、どんどん次の作品を作りたくなります。

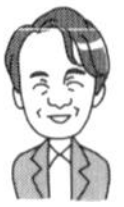

人は、一人ひとりは弱い存在ですが、個が協力し合うことで進化してきました。「誰かのために頑張る」ことが、人間の脳には刻み込まれています。お金だって、自分のために使うよりも他人のために使うほうがより幸福感が強くなることがわかっています。おりがみも、誰かにプレゼントしようと思うと、やる気中枢が刺激されるはずですよ。

最初は「雑に」でもいい

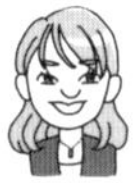

おりがみをきれいに折れる人と折れない人がいます。脳の観点からは、みんながみんな、丁寧に折ることを目指したほうがいいのでしょうか？　それとも、多少雑でも折ることには意味があるのでしょうか？

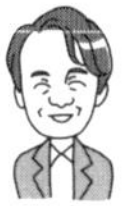

最初は丁寧にきれいに折ろうとしなくても大丈夫です。むしろ、楽しく取り組んで、続けることを優先すべきです。雑に折っても構わないので、まずは手を動かして、折り進めてみましょう。

　時間がかかる人はいるかもしれませんが、繰り返し折っていくことで着実に上達し、次第にきれいに折れるようになります。最初の作品が完璧でなくても、「久しぶりの割にはよくできた！」と自分を褒めてあげることが大事です。そうすれば、次も作ってみようという気持ちが湧きます。そんなポジティブな気持ちを折るようなダメ出しをしたがる人の近くには、行かないほうがいいですね。

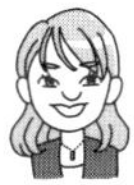

本当にそうですね。きれいに折れるようになるには練習が必要ですから、最初は数をこなすことを優先してほしいです。

　私の講座でも、たくさん作らないと練習にならないことを生徒さんに伝えています。協会の先生たちの作品はとても美しく整っていますから、生徒さんは「先生みたいにうまくできません」と言うのですが、そんなときは「２００個作りましたか？」と尋ねます。１個目と２００個目では、折り方のクオリティーが全然違いますから。

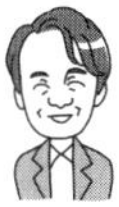

繰り返し折ることで、自然と手先の動きがスムーズになり、クオリティーも上がっていきます。何事も、練習の積み重ねが大切なんです。

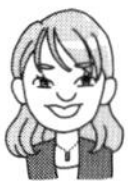

協会の講師認定講座でも、テキスト通りに作っただけで「できました」と課題を提出する人もいれば、「もう少し時間をください。期日に遅れてもいいですか」と言

って、何十個と練習してから提出する人もいます。仕上がりの違いは歴然としています。やはり、作った「数」で完成度は違ってくるので重要ですね。

「ひとりで」よりも「仲間と」がいい

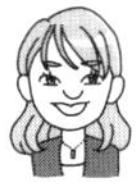

ひとりで取り組む、仲間と取り組む、どちらのほうがより脳の活性化に効果的ですか？

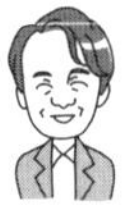

好みによるので、どちらでもよいとは思います。ひとりで取り組むのが好きな人を一緒にやろうと無理やり誘うのは、その人にとって強いストレスになるのでやめたほうがよいでしょう。

　ただ、好みは別にして脳のことだけを考えると、**孤独な状態は脳にとってよくないことがわかっています**。人間は個人が弱いのを社会性で補いながら繁栄してきた生き物です。**仲間と活動を共有することで幸福感が得られますし、脳の認知機能が活性化します**。孤独はその逆ですから、問題と言わざるを得ません。孤独が続くと、心身へ悪影響が及ぶことは否定できません。

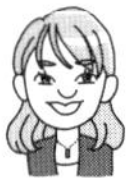

孤独が長引くと、どのような問題が起こるのでしょう？

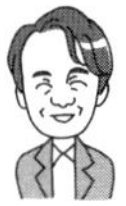

健康面だけを見ても、孤独感が心臓病のリスクを高めることや、高齢者の認知機能低下を促進してしまうことがわかっています。また、離婚した人は認知症になるリスクが結婚を継続している人の約3倍にもなるそうです。

おりがみもきっと、仲間と取り組んだほうが楽しいと思いますよ。それは、社会性が大事だと脳にしっかりインプットされているからです。仲間との会話は楽しいですし、作っている作品のフィードバックもすぐに得られますから、自然と脳の働きが活発になります。

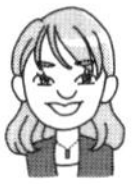

よくわかります。デイサービスなどでも、男性は特に集団活動にあまり乗り気にならないことが多いんです。塗り絵やゲームなどにも消極的な方が多くて。

でも「ちょっと難しいですが、おりがみを折って奥さまにプレゼントしませんか？」と声がけすると、やる気を出してくれることがあります。「わしが折れるようにちゃんと教えてみろ」なんて偉そうな人もいらっしゃるのですが（笑）。でも実際に仕上がると、とても喜ばれますね。「すごいじゃないですか、〇〇さん。ちゃんと折れてますよ！」と一緒に喜ぶと、「昔ちょっと折ったことがあるんだ」と話してくれたりして。次に会うと「今日はどんなおりがみをするんだ？」と嬉しそうに話しかけてくださいます。

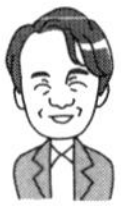

素晴らしいですね。ですから、おせっかいかもしれませんが、「ひとりが好きだから」という人を見かけたら、放っておくよりは、無理のない範囲で一緒にやってみるように促してみていただきたいです。本書がそうしたきっかけになれば嬉しいです。

ペーパーレスの時代に紙に触れる価値

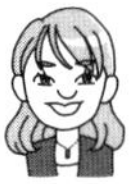

ちなみに、先生はもともとおりがみには親しんでいましたか？

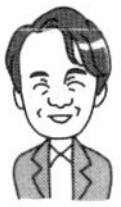

子どもの頃は、紙飛行機などをよく折っていましたよ。でも最近は、紙自体に触れることが少なくなりましたね。新聞もとっていませんし、仕事で読む論文はＰＤＦ、大学内での連絡もSlackを使っています。

紙から離れているのは、私だけではないと思います。だからといって、おりがみを始めにくいかというと、そんなことはありませんよね。驚くのは、最近ではこうした書籍や動画などで、ものすごく複雑なおりがみを丁寧に解説してもらえることです。やろうと思えば誰でも、気軽におりがみに親しめる時代になりました。

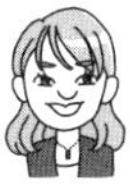

デジタルが普及したおかげで、おりがみの情報に簡単にアクセスできるようになりました。でも、紙に触れる機会が減ったことには、少し寂しさを感じることもありますね。紙の質感や匂いには、何か特別なよさがある気がしてなりません。

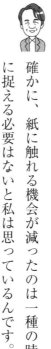

確かに、紙に触れる機会が減ったのは一種の時代の流れですが、それをネガティブに捉える必要はないと私は思っているんです。

例えば、自転車や車ができて、足で歩く機会が減ったからといって、それで人間が退化したかというと、そんなことはないですよね。むしろ、自転車や車のおかげで人間社会はいっそう栄えました。

同様に、紙に触れる機会がなくなることで、それが直接不幸に結びつくかというと、わかりません。手先は多少不器用になるかもしれないですが、おりがみがそうであるように、始めればすぐに上達します。

ただ、何事もそうですが、人間の進化の過程において、急激な変化は人がついていきにくいものだと思います。そこでの戸惑いは私もあります。

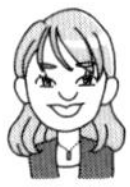

体や脳が、時代の変化に適応しきれないのでは、と思ってしまうんです。

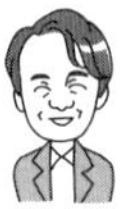

例えば、視力の問題は深刻ですね。私も目がだいぶ悪くなってきていますが、老眼の問題や、最近の子どもたちはスマホやタブレットを使い続けて、近視が増えています。常に30センチほど先ばかりを見ている生活習慣が影響しているのでしょう。昔はこんなことは考えられませんでした。

　また、デスクワークで長時間座りっぱなしの姿勢でいるのもよくない。こんなふうな体の使い方は、昔ならあり得ないことです。

　人間の体はもともと動くように作られています。それなのに現代人は、歩かなくなり、手を使わなくなった。人間の体や脳は古代の人々とほとんど変わらないのに、その使い方がまったく変わってしまった。それが体や脳に悪影響を与えても不思議ではありません。

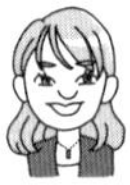

ペーパーレスの時代だからこそ、たまには意識的に紙に触れて、手を動かしてみたくなるのかもしれません。おりがみを通じて、そんな機会を多くの人に作れたらと思っています。

第4章

「30日プログラム」で まいにち脳活！

本章からは、いよいよおりがみを折っていく実践編です。

前章までで学んだ通り、おりがみの特長は、完成までに必要な工程を一つずつ達成していくことで目標にたどり着くスモールステップで進められる点にあります。さらに、このプログラムでは、レベル1～3まで少しずつ難易度が上がるステップを踏みながら進めていき、完成させたおりがみを組み合わせて、季節の飾りとして仕上げていきます。おりがみ単体でも楽しめますが、飾りとして仕上げることで、より達成感や満足感が味わえると思います。

また、目安として「○日目」と示していますが、先へ進めるようでしたら進んでもいいですし、その日に完成できなければ次の日に持ち越しても構いません。

各作品には難易度のレベルを★（3段階）で表していますので、こちらも参考にしてください。一つひとつのステップをクリアするたびに「できた！」という達成感を味わいながら脳を喜ばせ、まずは30日、ぜひ続けてみてください。

おりがみについて

・ここで紹介するおりがみは古くから折られている「伝承おりがみ」です。

・作り方の説明ページではわかりやすいように裏面が白いおりがみを使用していますが、p.114、130、140の見本作品にはタント紙を多く使用しています。

・タント紙は両面が同色で色数も豊富、おりがみ用にカットされたものが売られています。裏面の白を見せたくない場合は、両面おりがみやタント紙を使用すると、見本作品のように見栄えがよくなります。

・おりがみを飾るための装飾には、おりがみ以外の厚紙や色画用紙も使っています。各作品の材料・道具を参照してください。

作り方のコツ

・紙が重なってきれいに折れないときや、しっかり折りたいときは、ヘラを使うと指が痛くならずスムーズです。

・折った部分が開いてしまう場合（壁掛けや立てて飾る場合）や、作っている最中にやりづらいところがあるときなどは、紙用ボンドで固定してしまうのも一つの手です。

・細かいパーツを扱う際は、ピンセットがあると便利です。

・一般社団法人日本ペーパーアート協会® のＨＰでは折り方の動画を紹介しています。そちらも参考にしてください。

折り図の記号と基本の折り方

[折り目をつける]

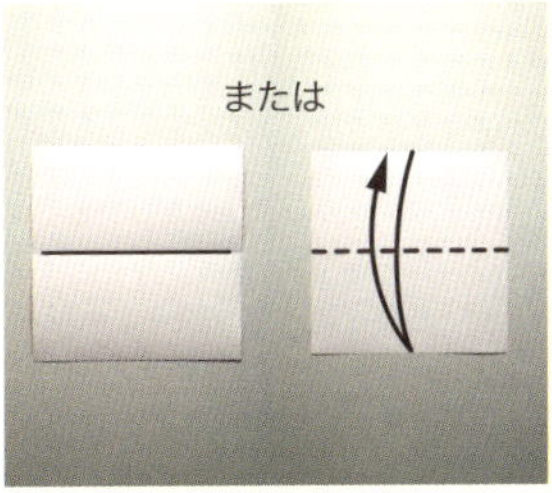

一度折って開き、次に折るときの目印にしたり、折りやすくしたりする

[山折り]

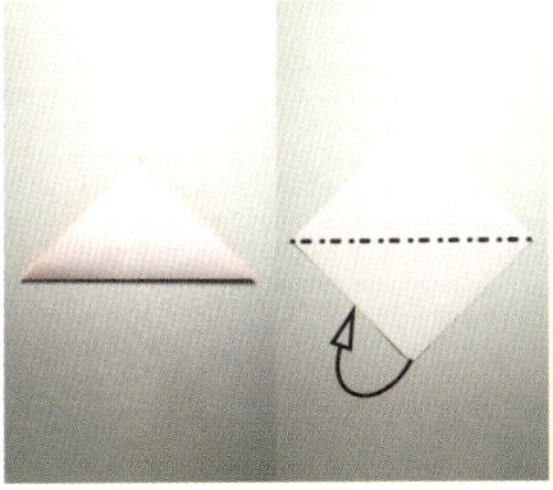

点線が外側になるように折る

[谷折り]

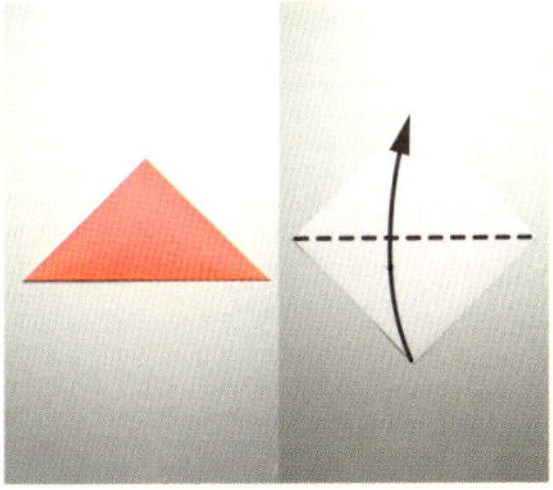

点線が内側になるように折る

[矢印の内側を広げてつぶす]

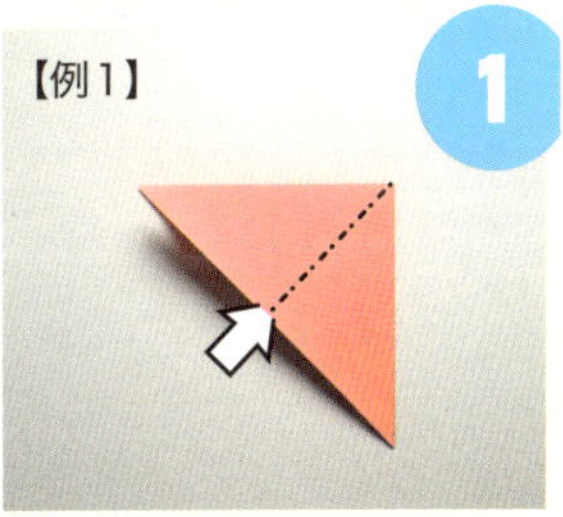

矢印の内側に指を入れて広げる

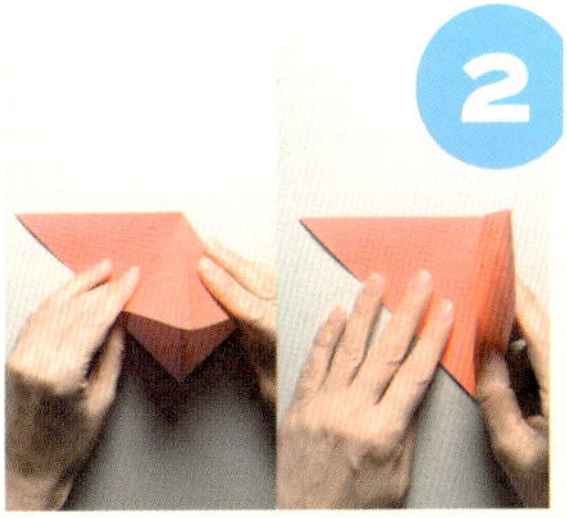

まずは広げる部分を立て、その後、指を入れて広げていくとよい

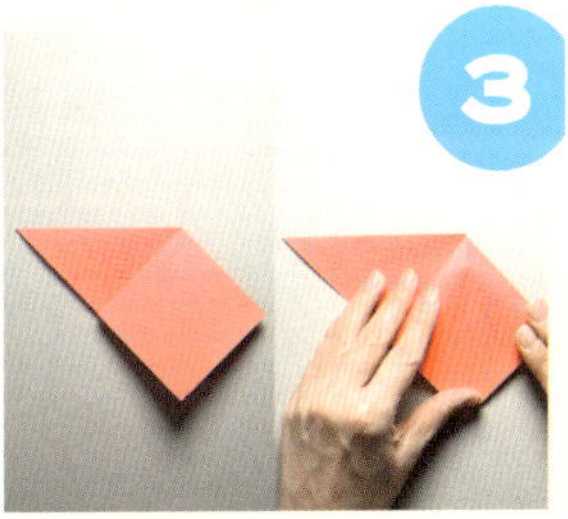

❶の折り線に従ってつぶすように折る

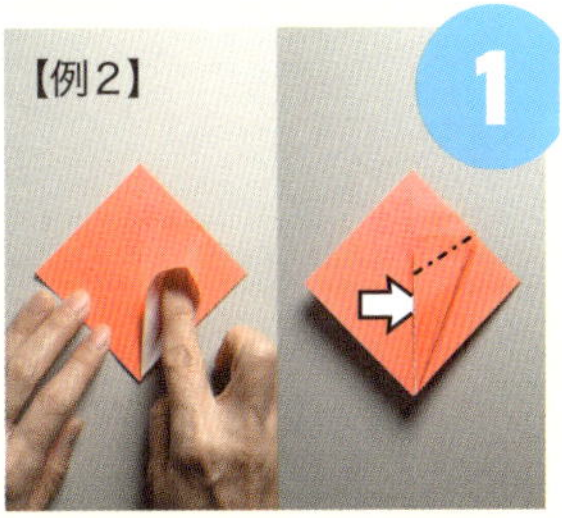

【例1】と同様に、広げる部分を立ててから指を入れる

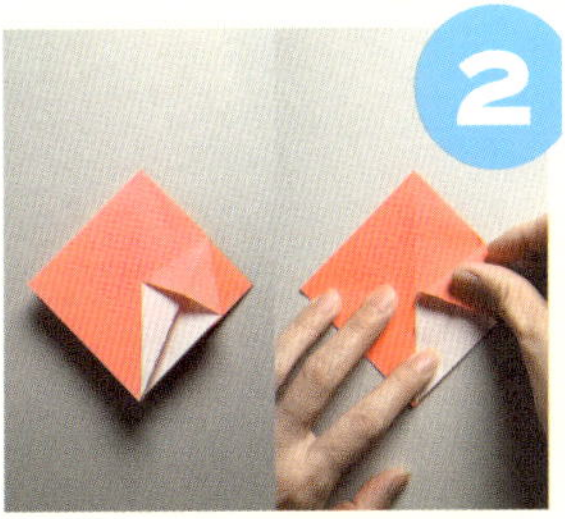

❶の折り線に従ってつぶすように折る

[等分線]

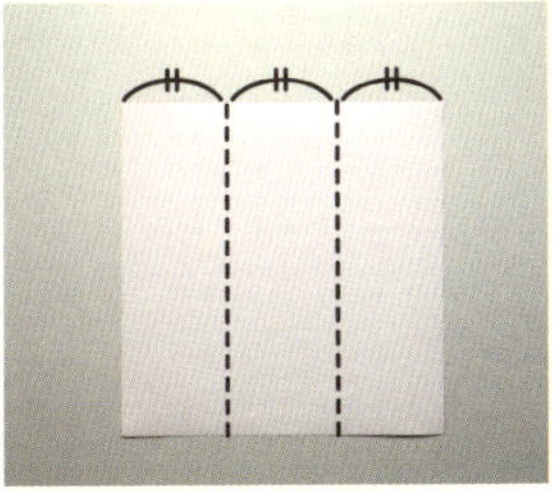

記号がついているところが同じ幅になるように折る

［中割り折り］

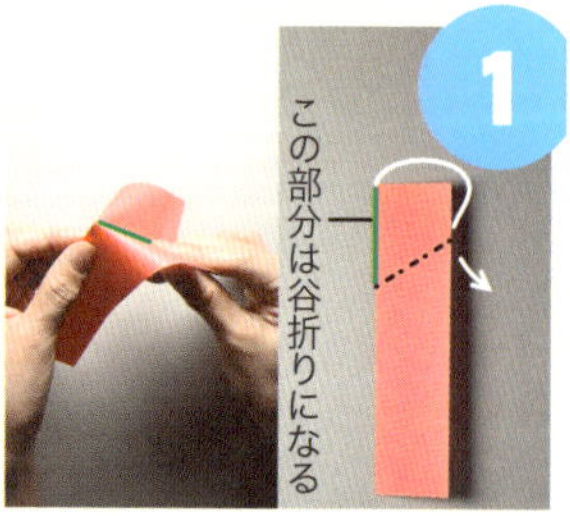

紙を半分に折って写真（左）のように持ち、緑の線の部分を内側に入れ込む

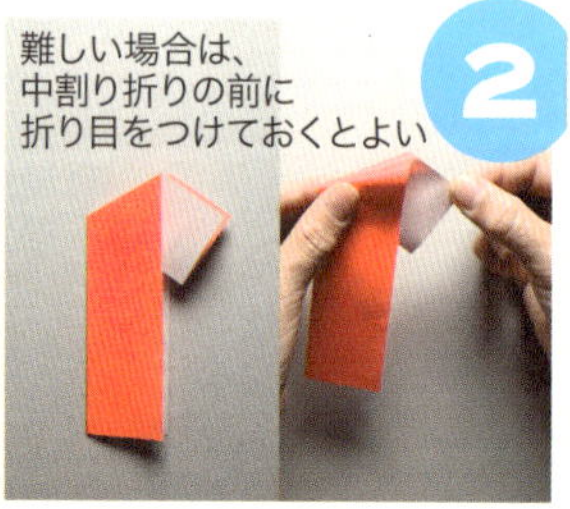

角を持って手前に引き出しながら、❶の折り線部分でしっかり折る

［裏返す］

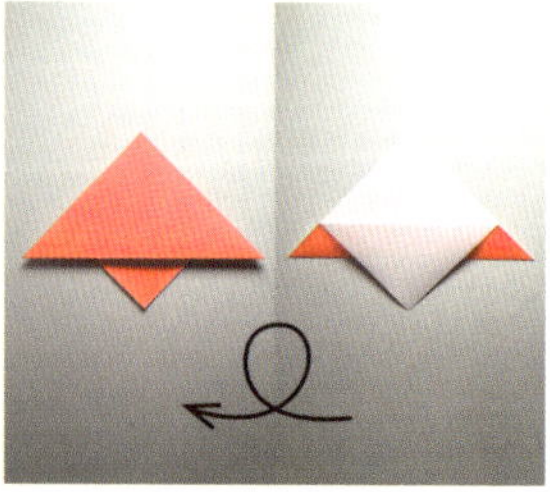

上下の位置はそのままで、左右に裏返す

［花弁折り］

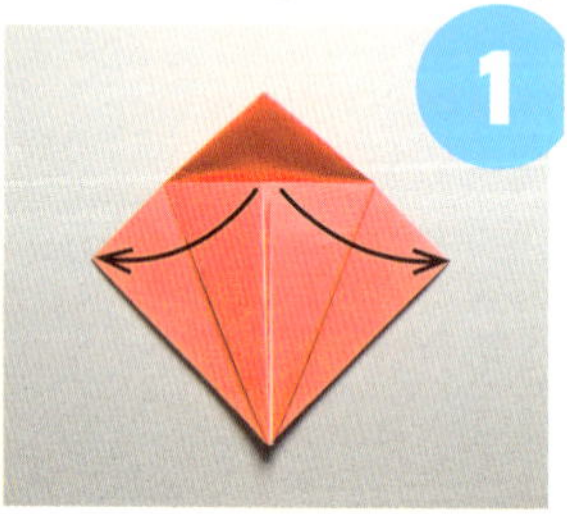

ここまでの折り方は、「鶴」（p.125）の❻までを参照。折り目を戻す

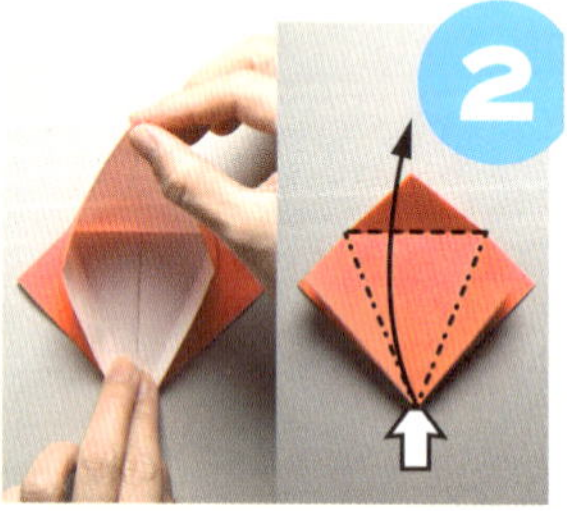

下の角をつまんで上げ、矢印の内側を広げる

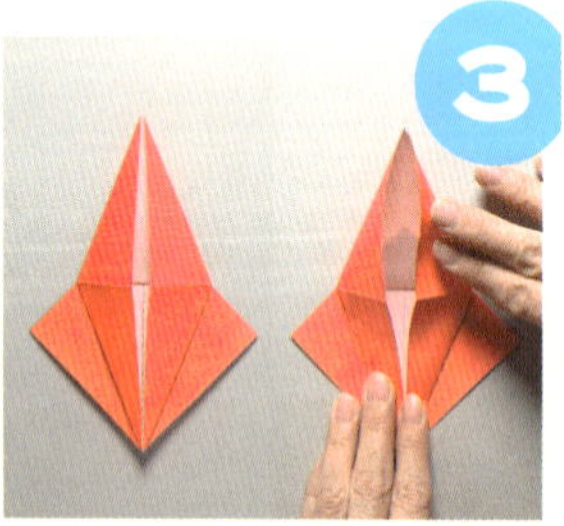

折り線の通りにつぶすように折る。花を折るときに使うことが多い

［段折り］

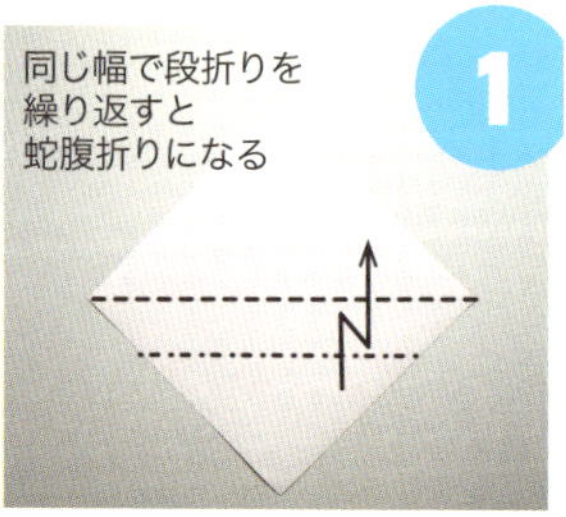

山折りと谷折りを交互に折ると段になって見える

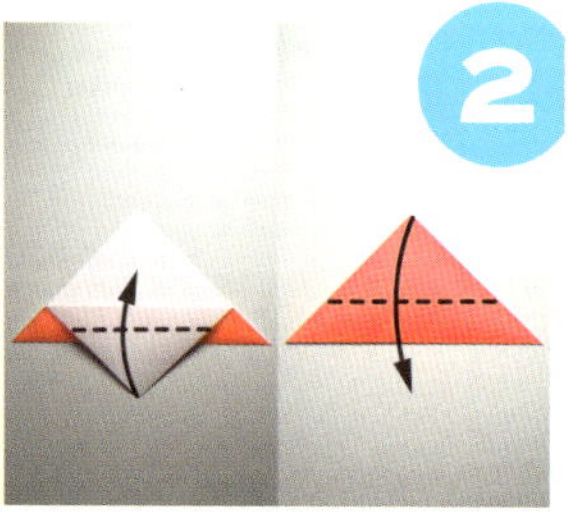

実際に折るときには、方向を変えた谷折り（上、下、上など）を繰り返していく

［ハサミで切る］

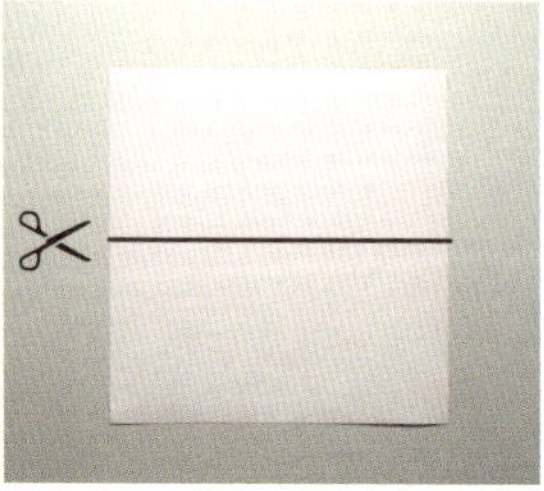

ハサミのマークのあるところを、線の通りに切る

レベル
1

節句の飾りを作ろう

折り図の手順を見ながら、丁寧に折り目をつけたり、
手先を細かく使ったりと
指先をコントロールしながら
完成形をめざします

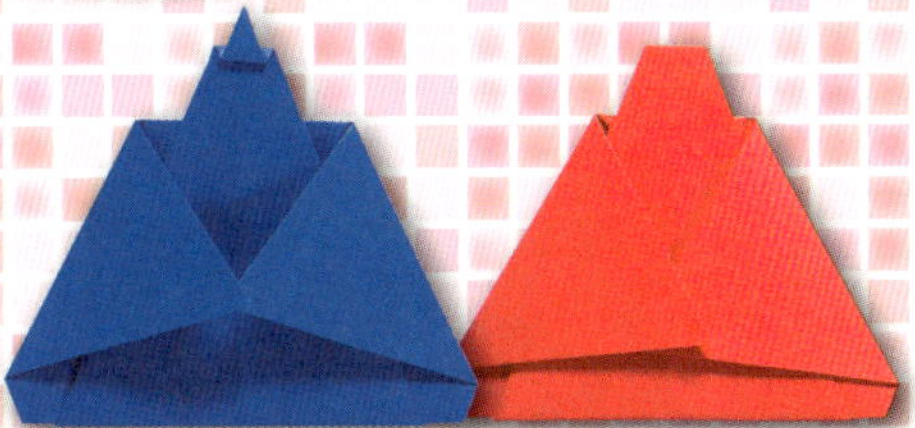

おひなさま

材料

おりがみ(15×15㎝)
※おびな、めびなそれぞれ1枚

1日目
難易度
★☆☆

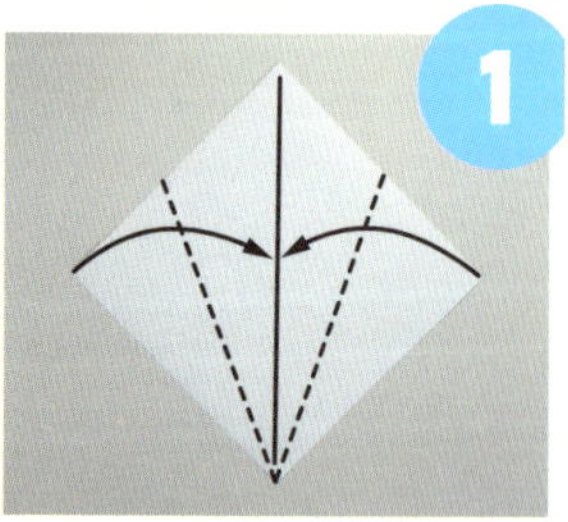

対角線で折り、中央に折り目をつけ、その折り目に合わせるように折る

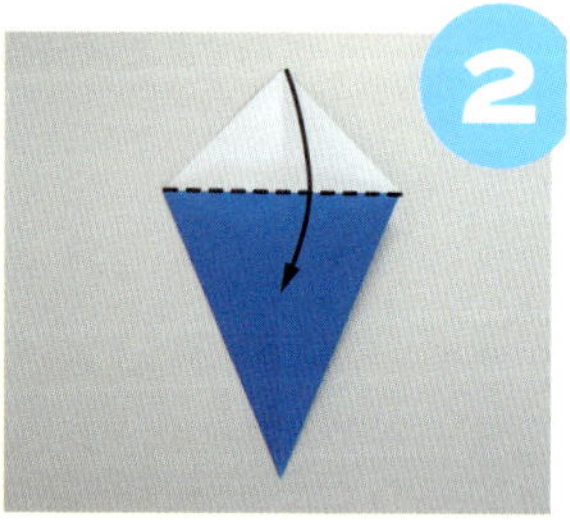

上の三角の部分を、折り下げる

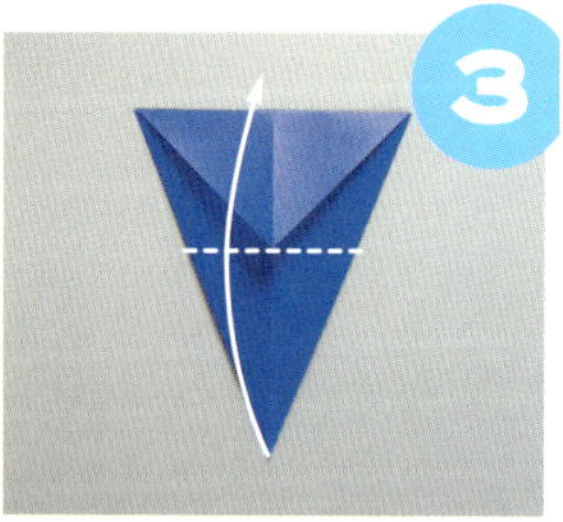

❷で折り下げた三角形の頂点に合わせて、下から折り上げる

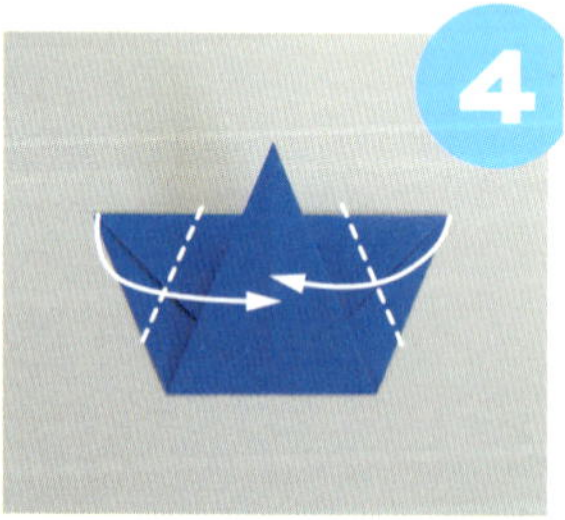

両側の三角の部分を図の位置で谷折りにし、前で少し重なるようにする

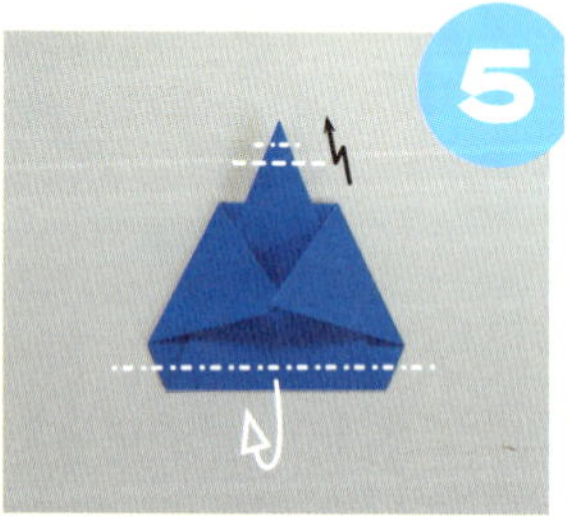

頭の先を段折り(p.100参照)にする。下を少し後ろに折る

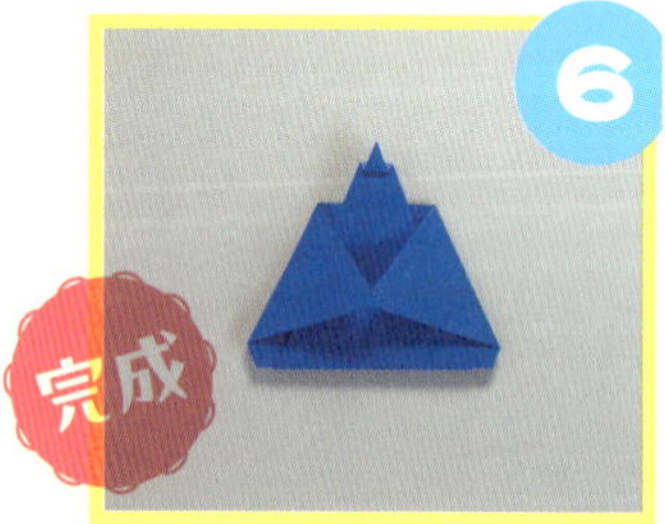

おびなの完成

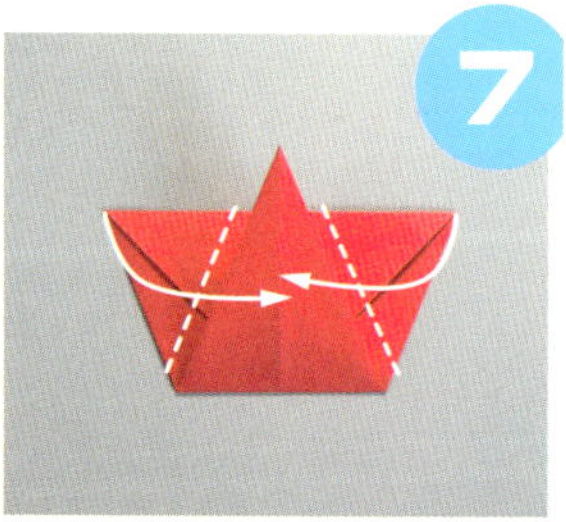

❸までは、おびなと同じ。両側の三角を❹より少し肩幅が狭くなるように折る

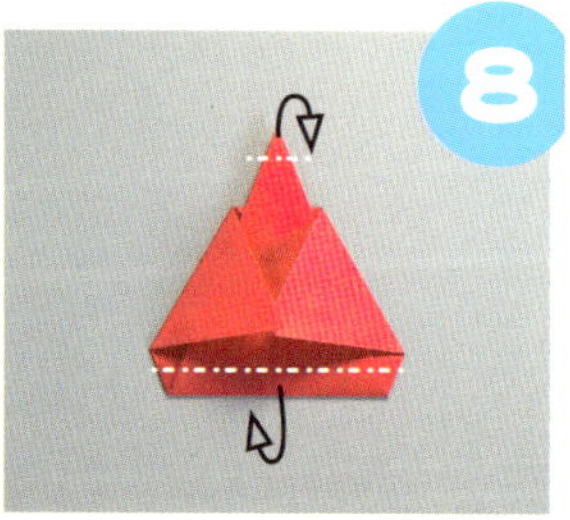

頭の先を少し後ろに折る。下を少し後ろに折る

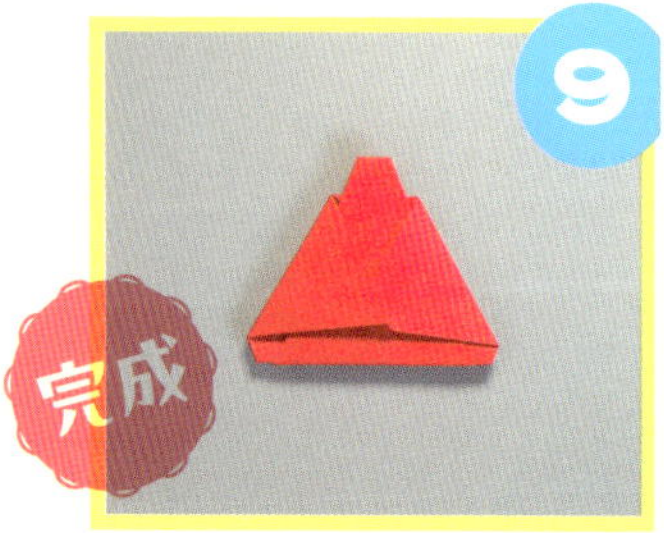

めびなの完成

ひな祭り

ぼんぼり

材料　2つ分
ぼんぼり：おりがみ(7.5×7.5㎝)…2枚
支柱：おりがみ(7.5×4㎝)…2枚
土台：おりがみ(7.5×7.5㎝)…2枚
道具　紙用ボンド、黒いペン

2日目
難易度
★☆☆

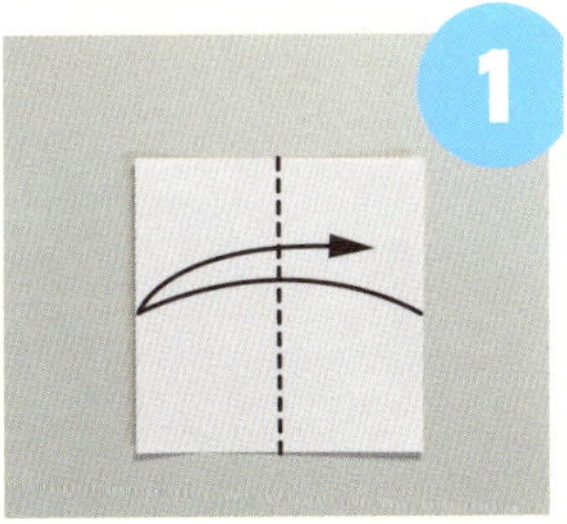

縦に半分に折り、折り目をつける

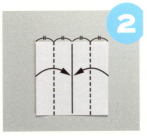

両端が中央の折り目に合うように折る

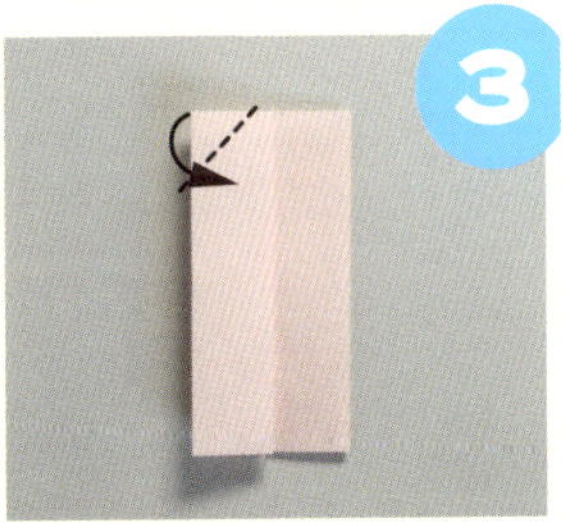

中央に少しすきまがあくように、角を三角に折る

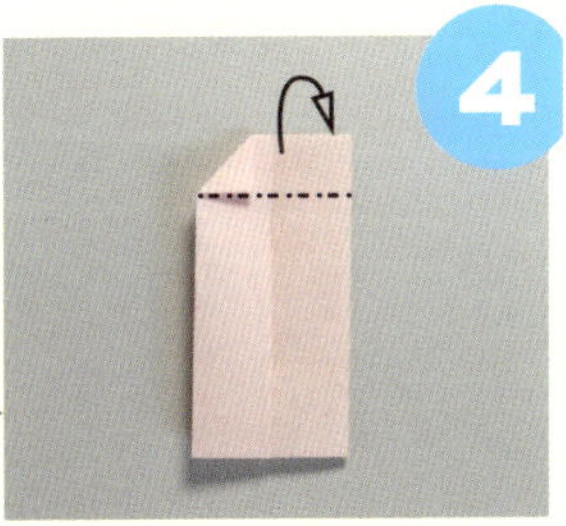

3で折った三角の下の辺に合わせて山折りにする。裏返し、折ったほうを下にする

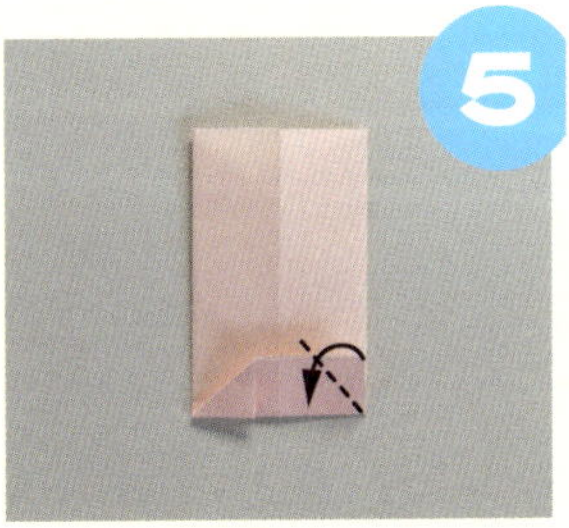

反対側の角を4で折ったところに合わせて折る

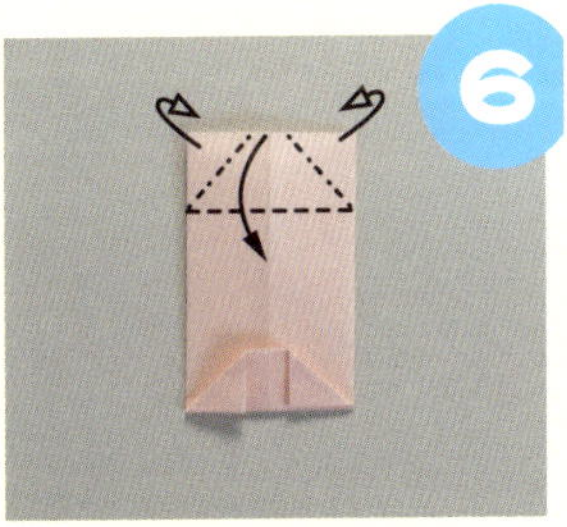

反対側も同様に折る

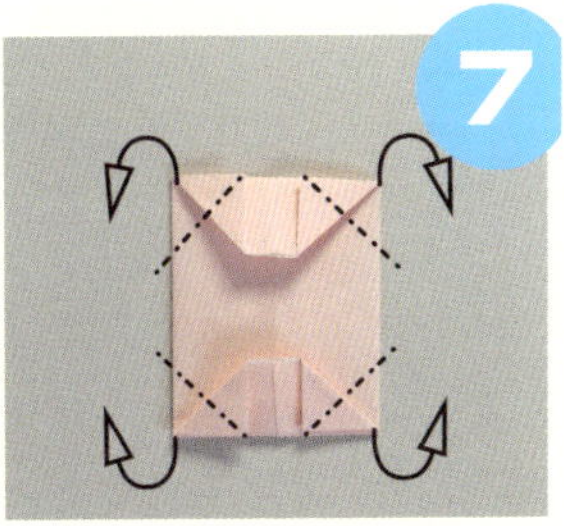

4～6で折った三角の角を通るように、三角に山折りにする

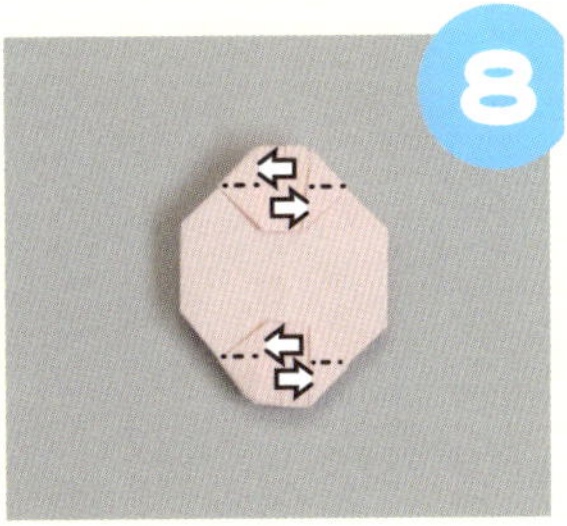

上下の三角の部分を、広げてつぶすように折る

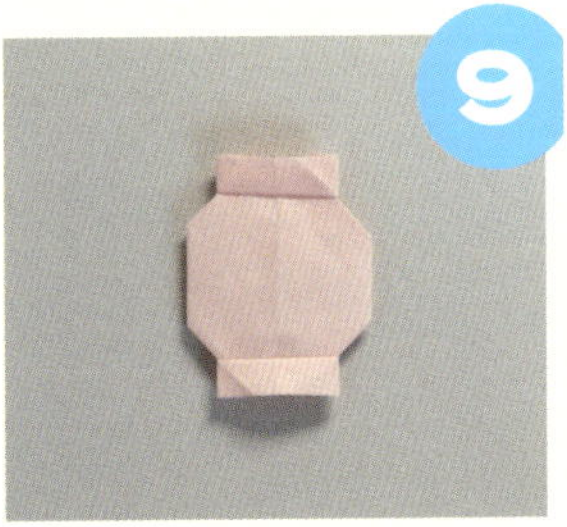

このようになる

次ページへ

10

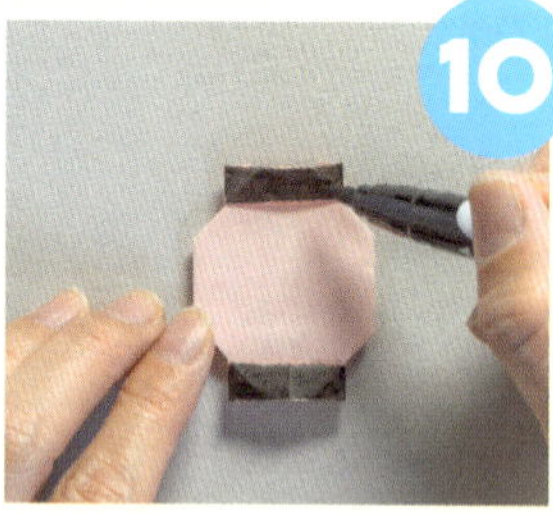

ぼんぼりの上下の長方形の部分をペンで黒く塗る
(ぼんぼり部分の完成)

11

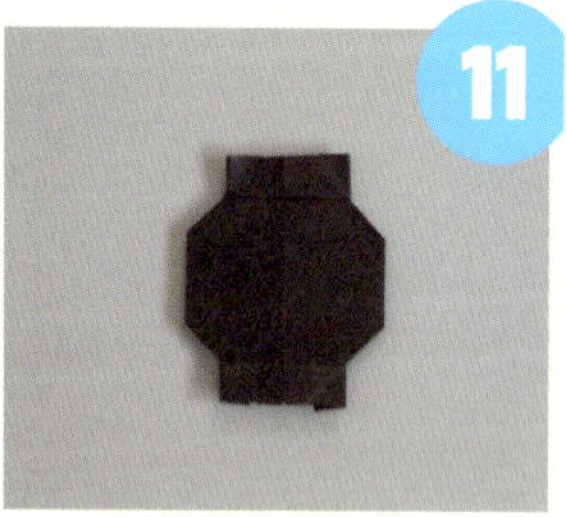

土台用のおりがみで、❶〜❽と同じ手順で、ぼんぼりを折る

12

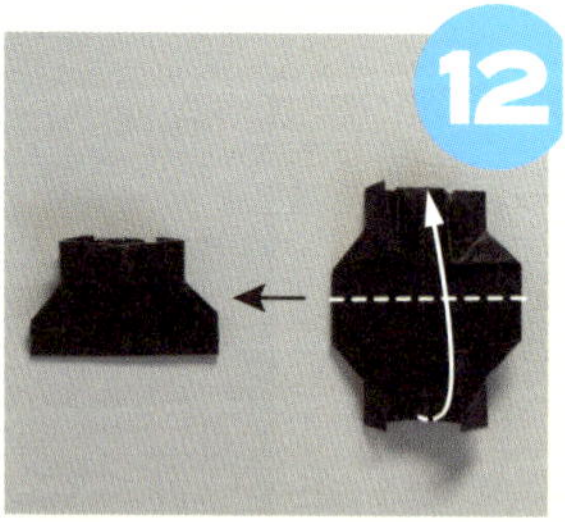

裏返し、折り線で半分に折る

13

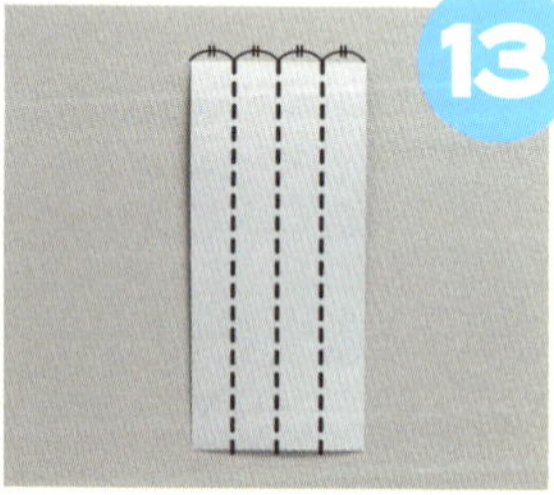

支柱用のおりがみを、縦に4等分に左から巻くように折りたたむ

14

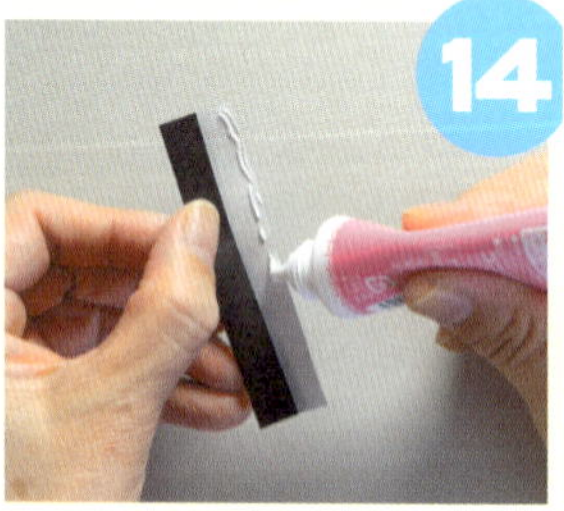

折ったものの端にボンドをつけて貼り、細い棒状にする

15

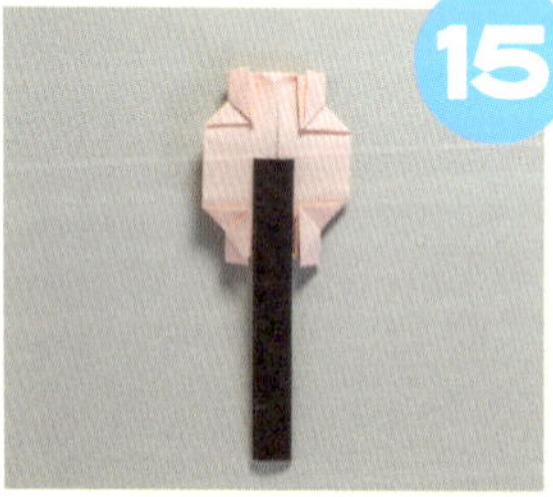

先に作っておいたぼんぼり部分の裏側に、⓮の支柱を貼る

16

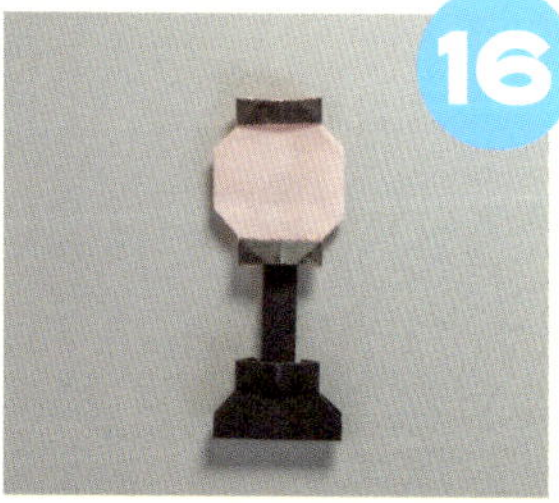

支柱の下の部分を、⓬で作った土台の間に挟み、ボンドで貼る

17

完成

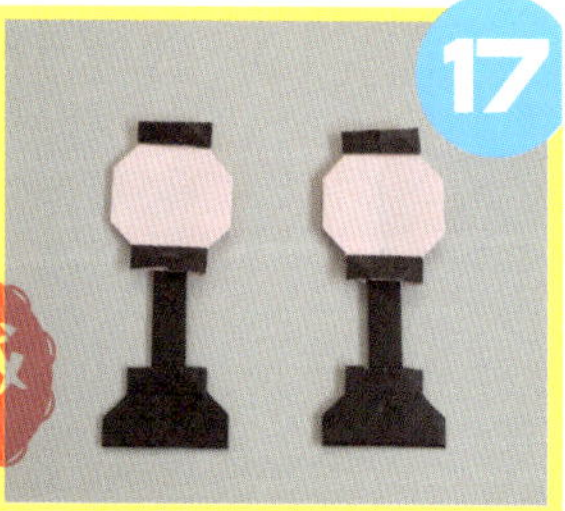

ぼんぼりの完成。全部で2つ作る

ひな祭り

桃の花

材料 5つ分

おりがみ（4×4cm）…5枚

※15cm四方のおりがみをタテヨコに4等分に切ったものでもよい

道具 ハサミ、カラーペン

3日目

難易度 ★☆☆

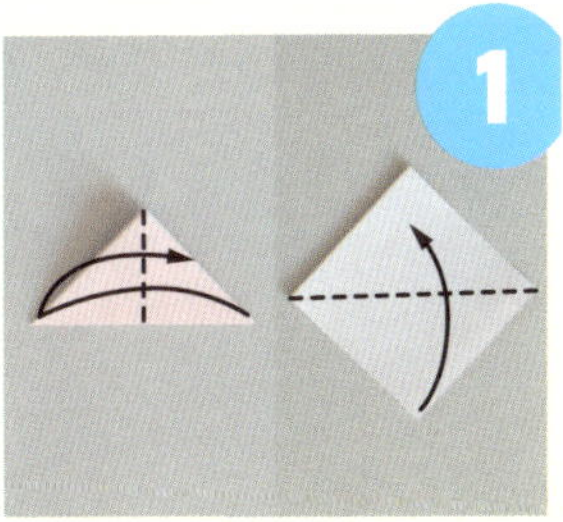

1 対角線で半分に折る。さらに横に半分に折り、折り目をつける

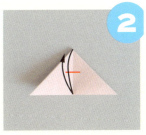

2 上の角が、下の辺の中央に合うよう折り下げ、中央のみに折り目をつける

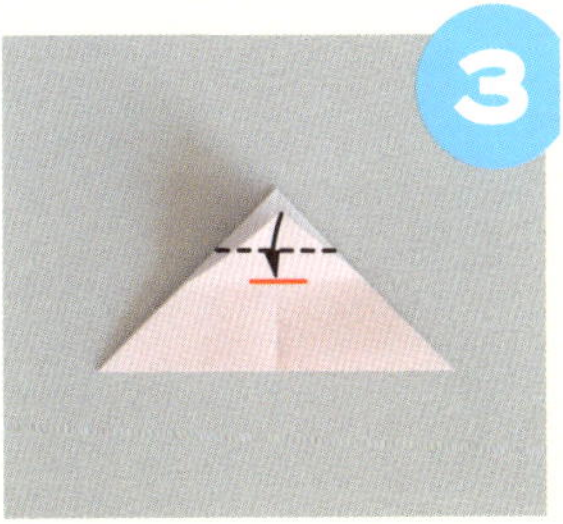

3 上の角が、❷でつけた中央の折り目に合うように上の1枚を折り下げる

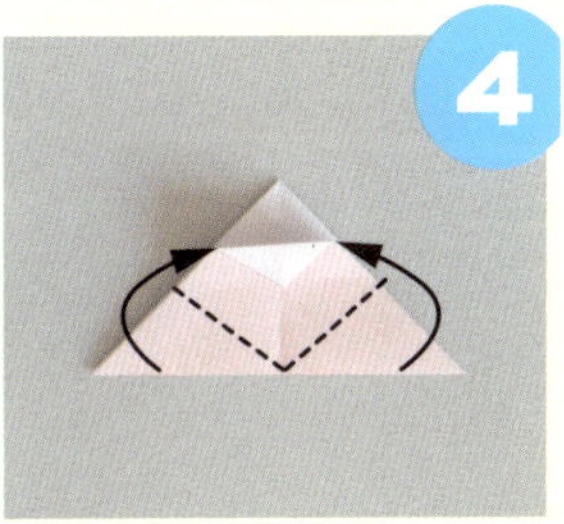

4 下の辺の真ん中を起点にし、❸で折った三角の両端に、下の辺が合うように折る

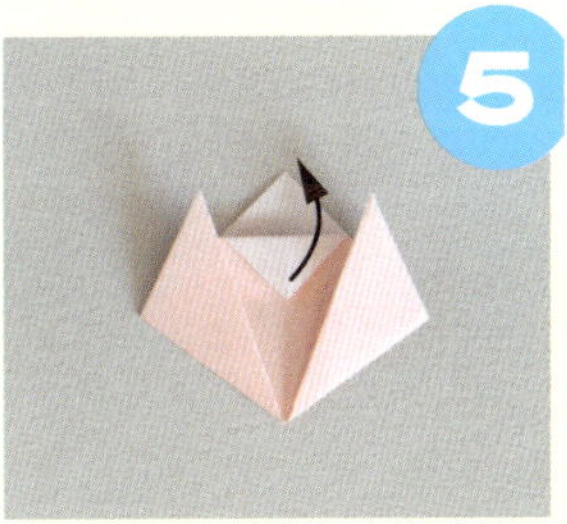

5 ❸で折り下げたところを戻す

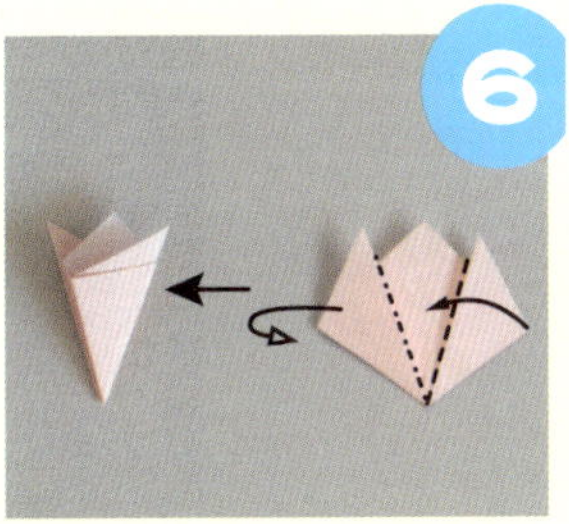

6 図のように❹で折った部分の端に合わせて、右は谷折りに、左は山折りにする

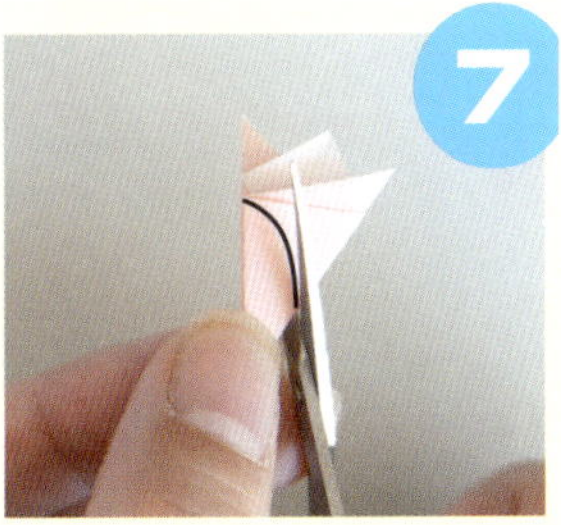

7 折ったまま、図のように切る

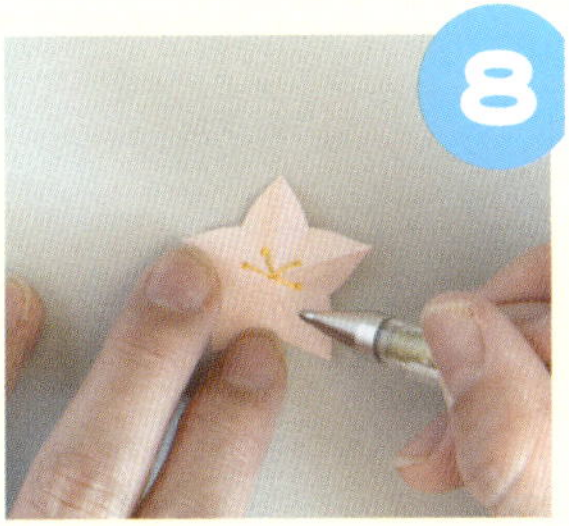

8 切ったものを開き、中央にカラーペンで花芯を描く

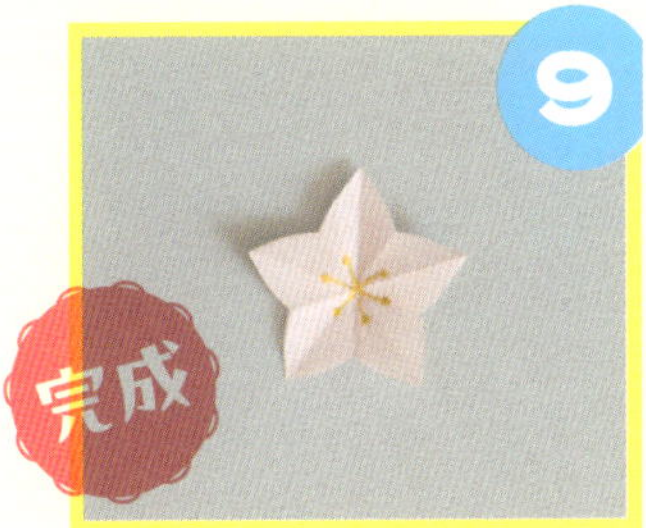

9 桃の花の完成。全部で5つ作る

ひな祭り

屏風／仕上げ

4、5日目

難易度 ★☆☆

1

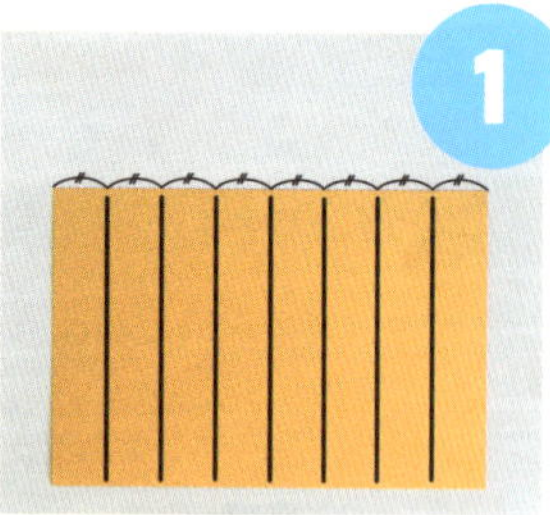

金色の画用紙を、半分、半分と折っていき、8等分に折り目をつける

2

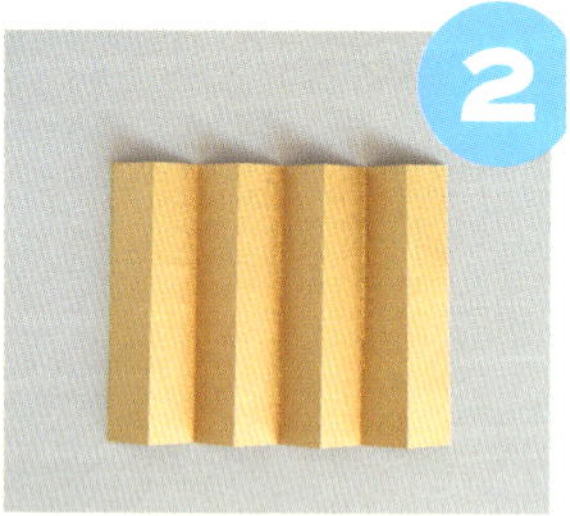

❶でつけた折り目を、端から山折り、谷折りと交互にし、蛇腹折りにする

3

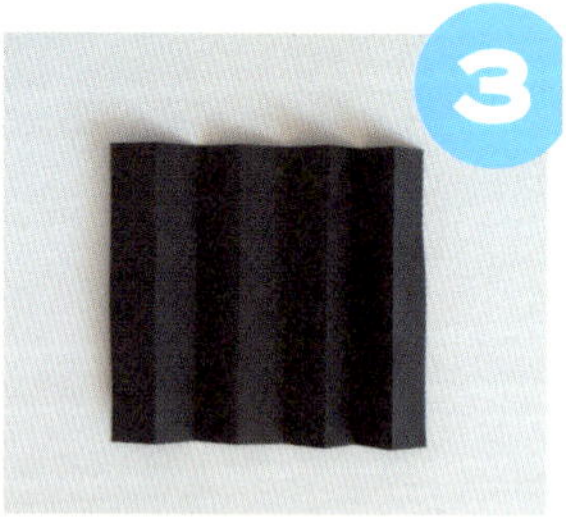

黒い画用紙も、同様に8等分に折り、蛇腹折りにする

4

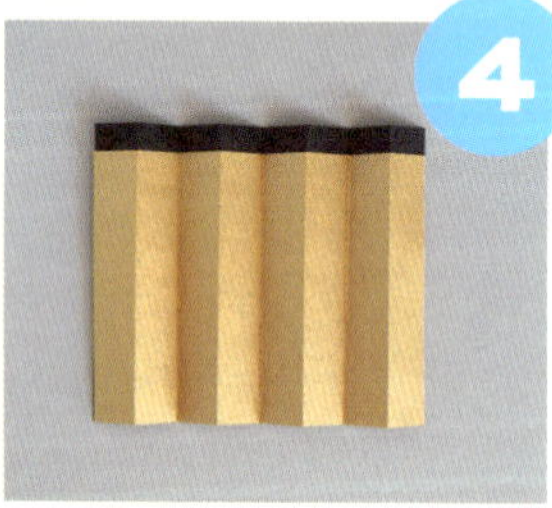

黒い画用紙の上に、金の画用紙を重ね、下を揃えて貼る。屏風の完成

5

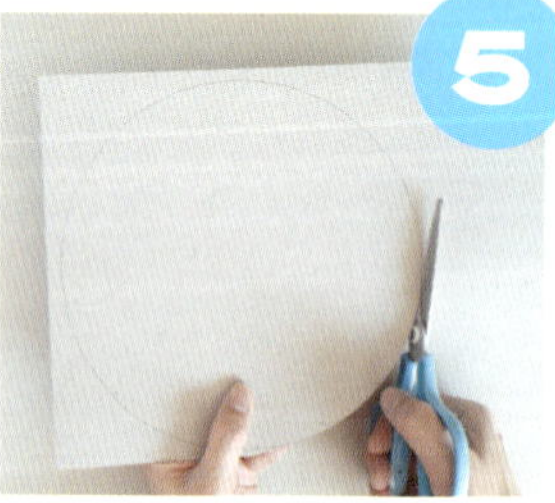

土台を作る。厚紙に直径20cmの円を描き、その線に沿って丸く切る

6

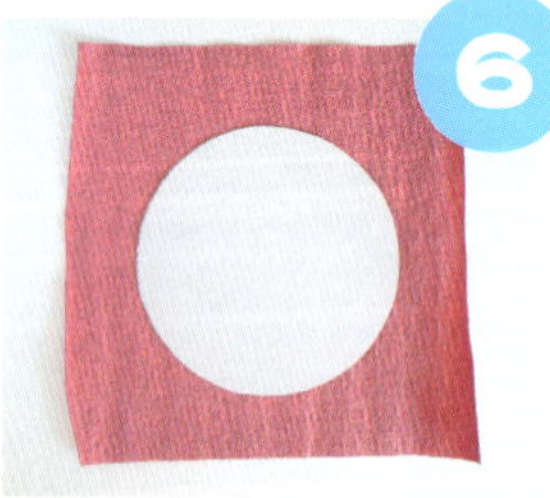

ラッピングペーパーを裏を上にして置き、その上に❺で切った厚紙を貼る

7

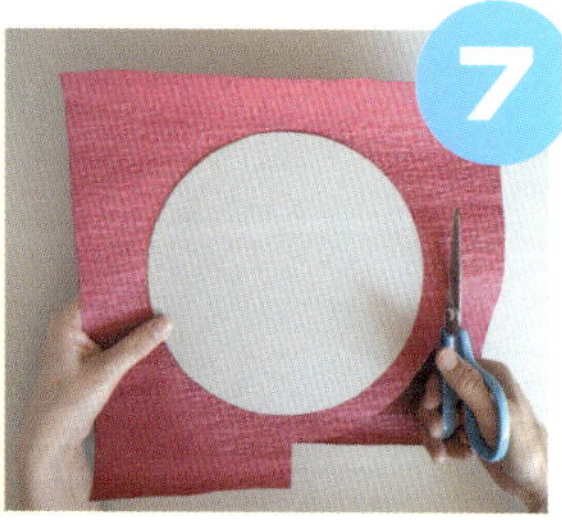

ラッピングペーパーを、厚紙の外側2cmくらいのところで丸く切る

8

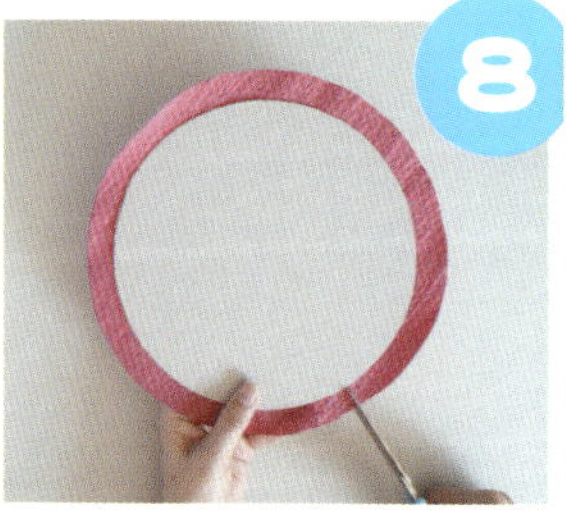

厚紙の外側のラッピングペーパーに、細かく切り込みを入れる

9

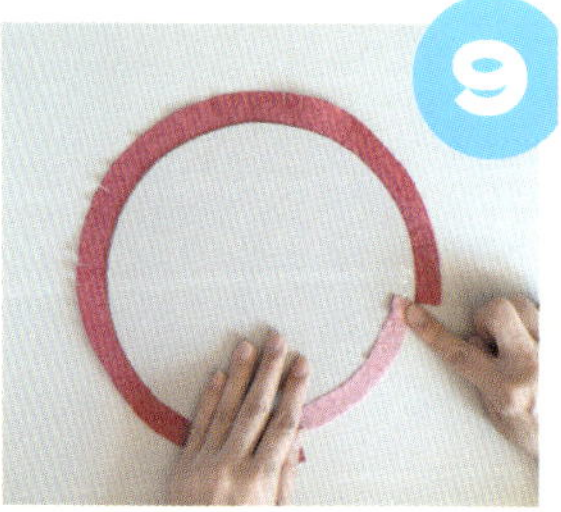

❽で入れた切り込みを円の端で折り込み、ボンドで厚紙に貼る

材料

屏風：画用紙金（10×15cm）・黒（11×15cm）…各1枚
土台：厚紙A4…1枚／色画用紙A4…1枚
ラッピングペーパー（25×25cm）…1枚
リボンまたは紐…70cm程度
台座：おりがみ（5×15cm）…1枚

道具 ハサミ、紙用ボンド、穴あけパンチ、コンパスや皿など円を描けるもの

10

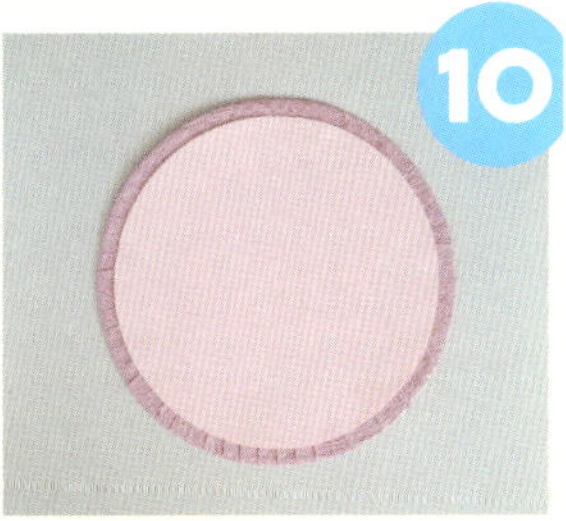

色画用紙を、直径18cmの円に切り、⑨の上に貼る。こちらが裏側になる

11

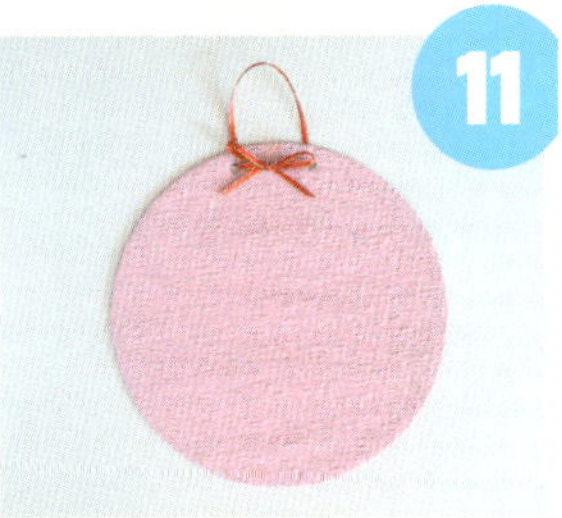

穴あけパンチで、上部に2つ穴をあけ、リボンまたは紐を通して結ぶ

12

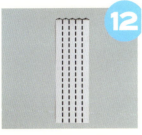

おひなさまの台座を作る。台座用のおりがみを、端から1cm幅で折り目を4本入れる

13

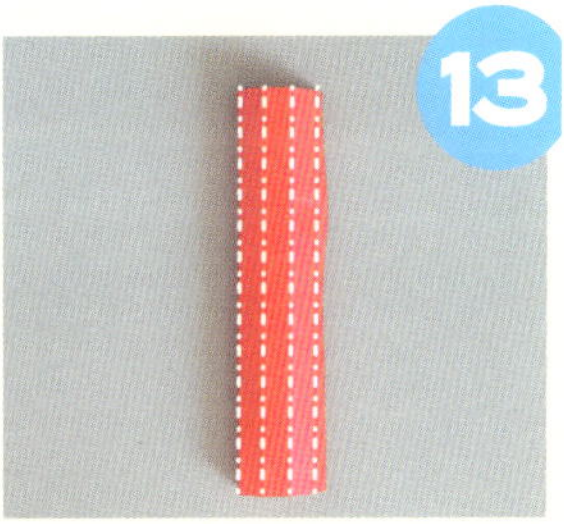

⑫でつけた折り目を、表から見て山折りにし、しっかり折り目をつける

14

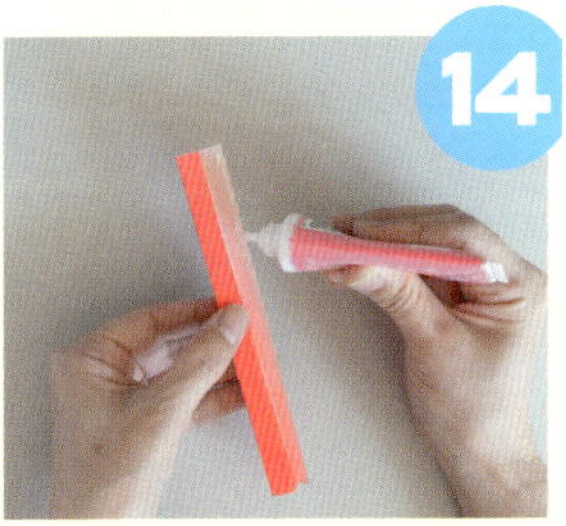

折り目通りに折り、四角い棒状にする。重なっている部分にボンドをつけて貼る

15

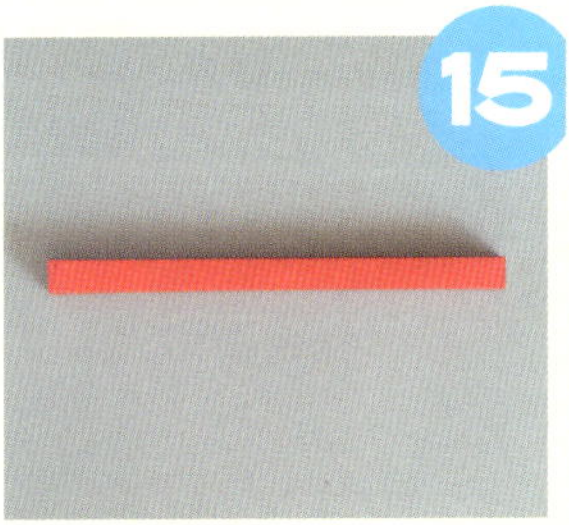

台座の完成

16

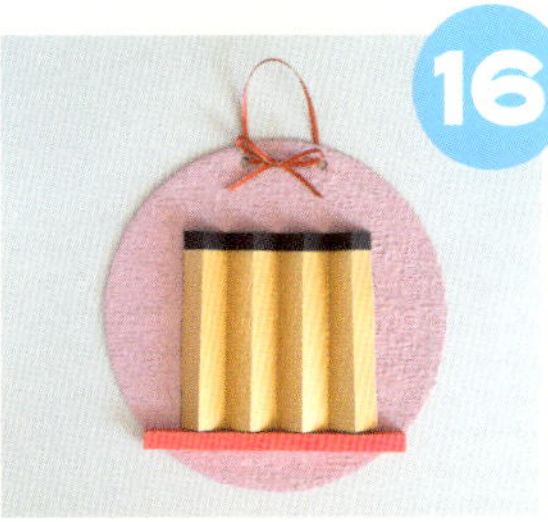

土台に、まず台座を貼り、その上に屏風を貼る

17

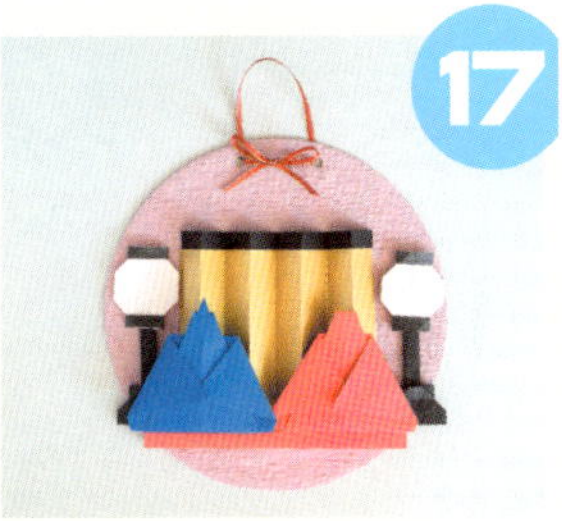

おひなさまとぼんぼりを貼る

18

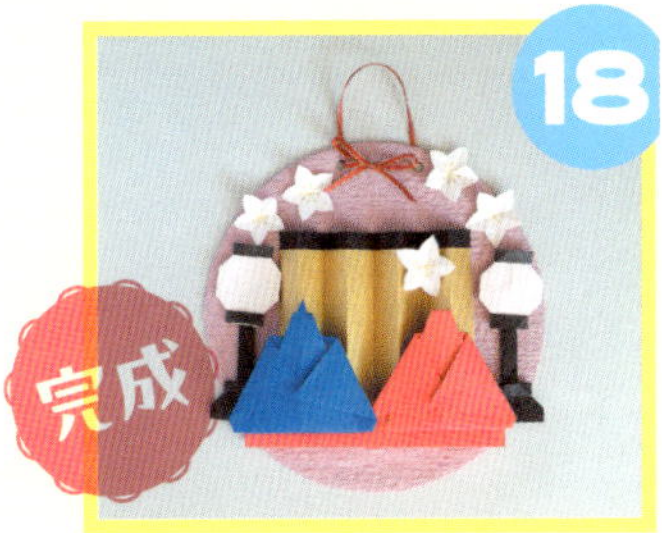

最後に桃の花を貼って完成

かぶと

材料

おりがみ（15×15cm）…1枚

6日目

難易度 ★☆☆

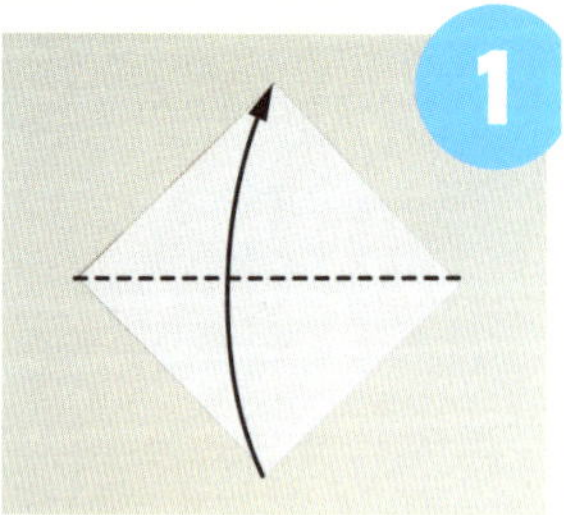

対角線で半分に折る

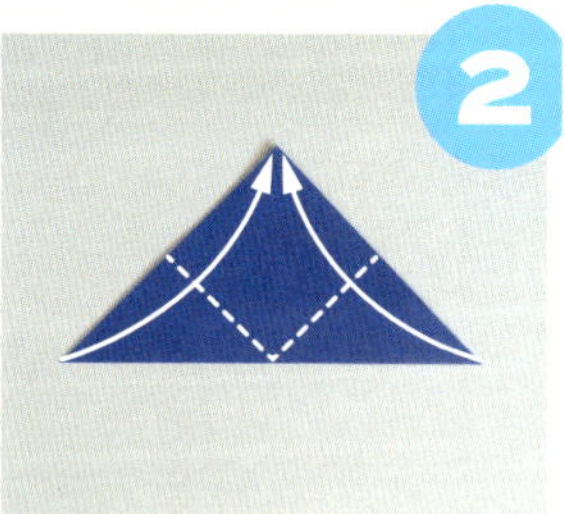

左右の角を上の角に合わせるように谷折りにする

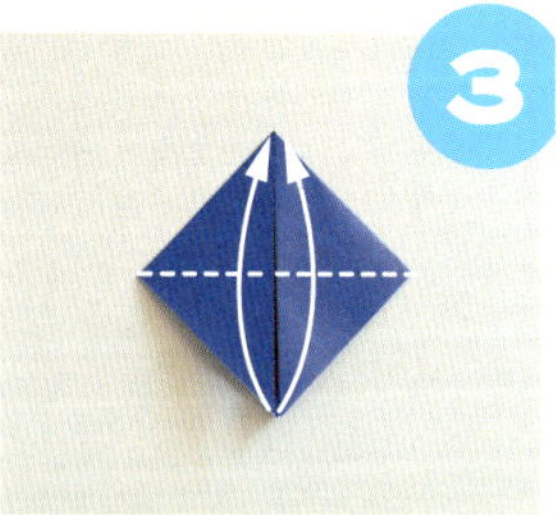

180度回転させ、上の1枚のみ下の角をそれぞれ上の角に合わせるように折る

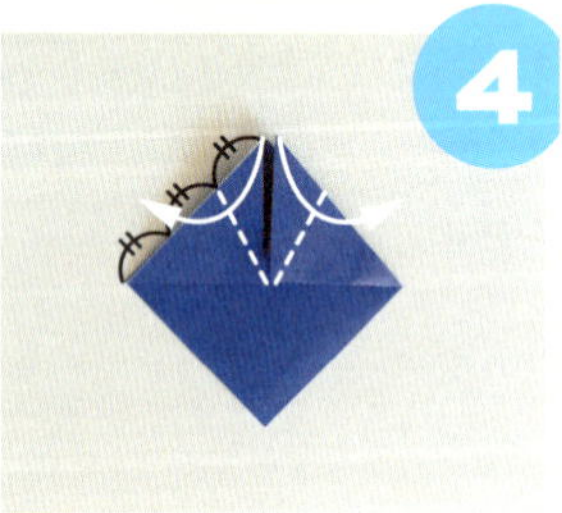

上から3分の1くらいのところをそれぞれ斜めに谷折りにする

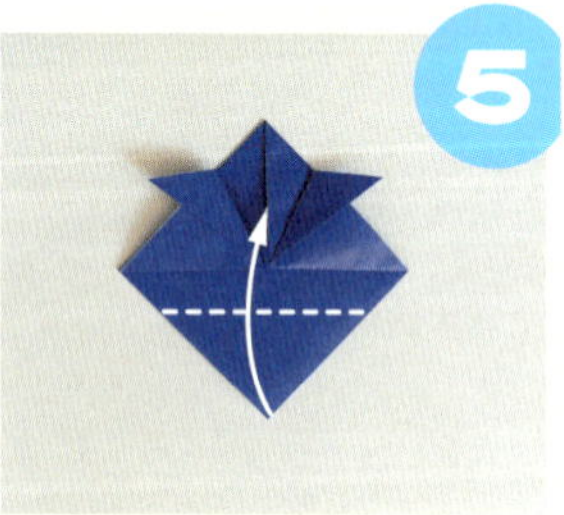

折り線のところで上の1枚のみ折り上げる

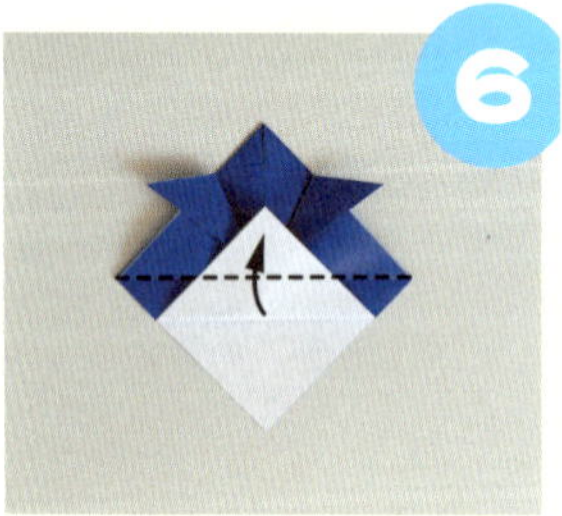

折り線のところでさらに折り上げる

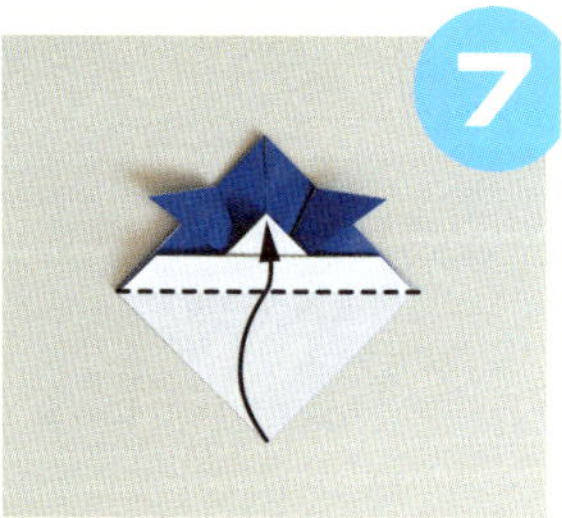

まずは折り線のところで谷折りにして折り目をつけ、下の角を内側のてっぺんまで差し込む

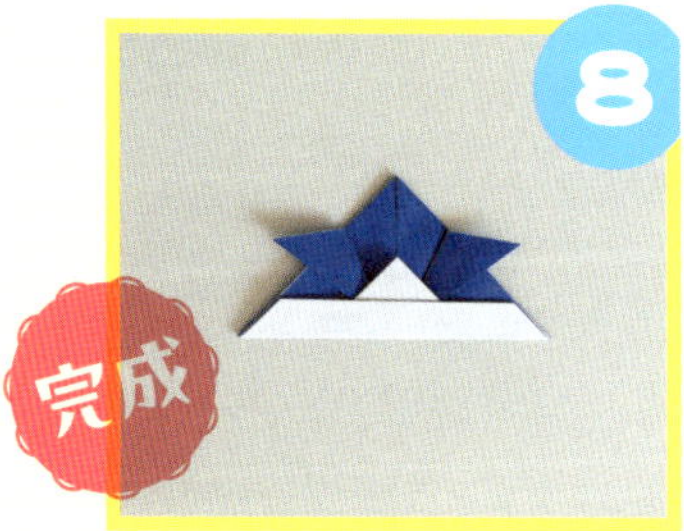

完成

端午の節句

かざぐるま

材料

かざぐるま：おりがみ（7.5×7.5㎝）…1枚

中心用の紙：おりがみ…少量

道具 紙用ボンド、穴あけパンチ

7日目

難易度 ★☆☆

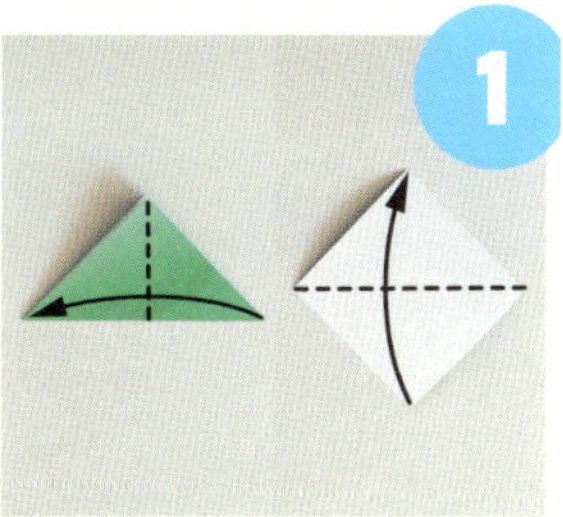

1 対角線で半分に折り、さらに半分に折る

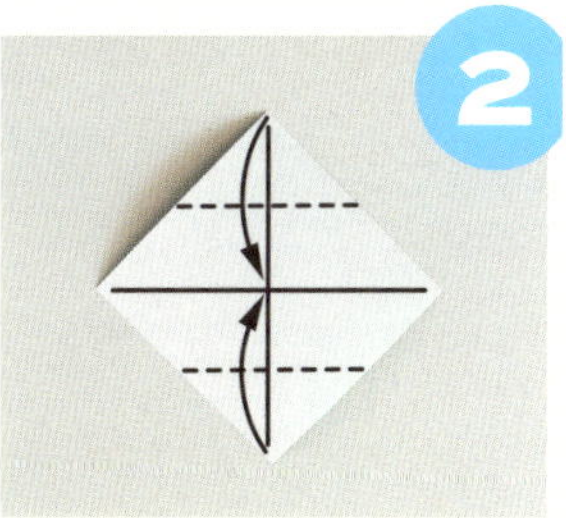

2 ❶で折ったものを開き、上下の角を中心に合わせるように折る

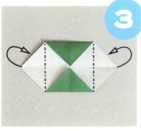

3 左右の角を中心に合わせるように折り線で山折りにする

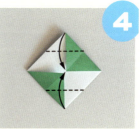

4 向きを写真のように変え、上下の角を中心に合わせるように谷折りにする

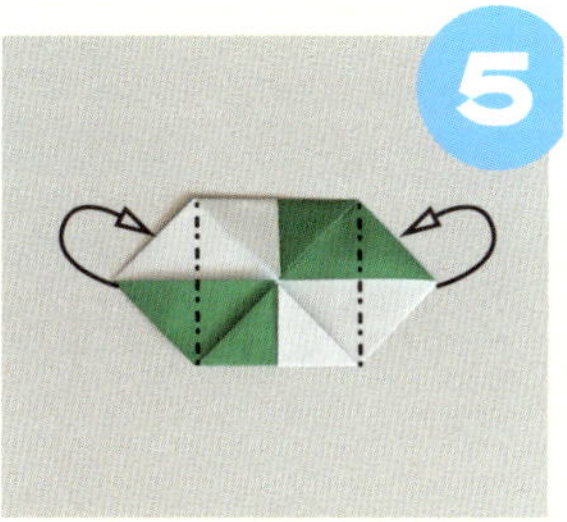

5 左右の角を中心に合わせるように山折りにする

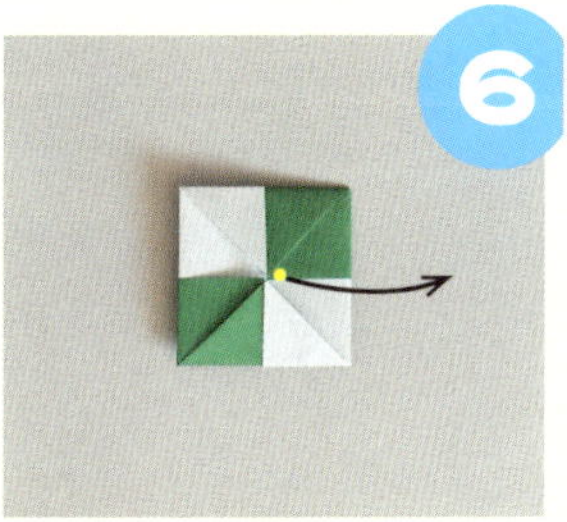

6 内側にある角をつまみ、右横に引き出す

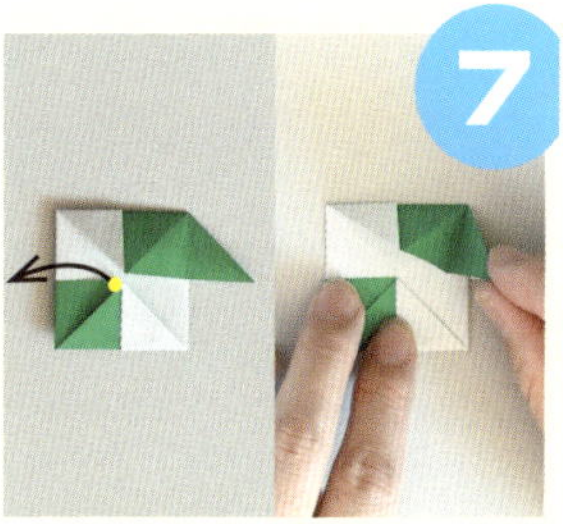

7 左下も同様に折る

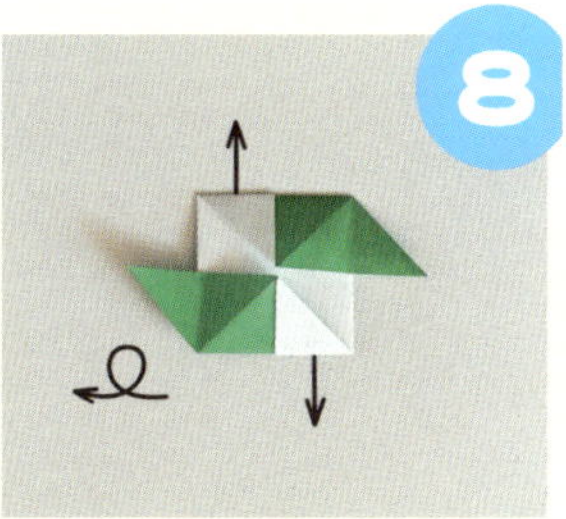

8 裏返して残り２カ所（白い部分）も同じように引き出して折る

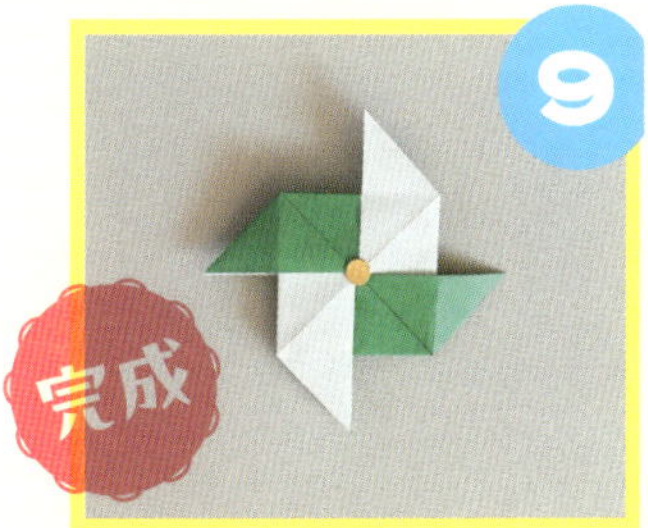

9 穴あけパンチで抜いた中心用の紙をボンドで中心に貼って完成（裏返したままでＯＫ）

端午の節句

あやめ

材料 2つ分
花：おりがみ（5×5㎝）…2枚
茎：おりがみ（3×7.5㎝）…2枚
葉：おりがみ（1.5×5㎝）…2枚
道具 紙用ボンド、ハサミ

8日目
難易度 ★☆☆

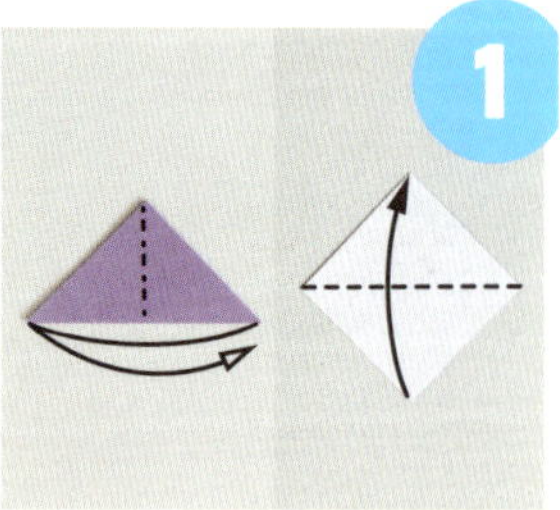

花用の紙を対角線で半分に折り、さらに半分に山折りにして折り目をつける

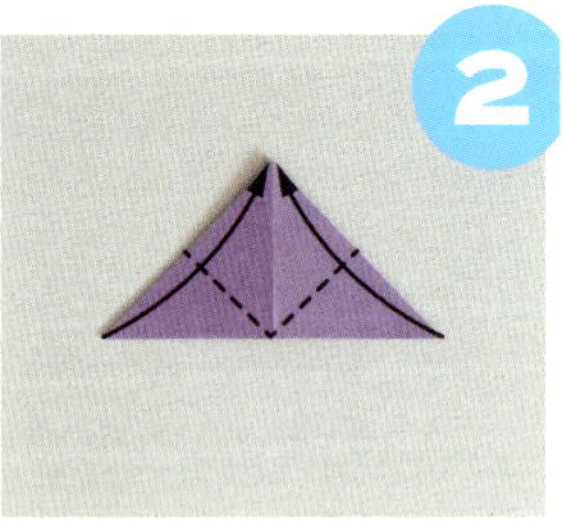

左右の角を上の角に合わせるように谷折りにする

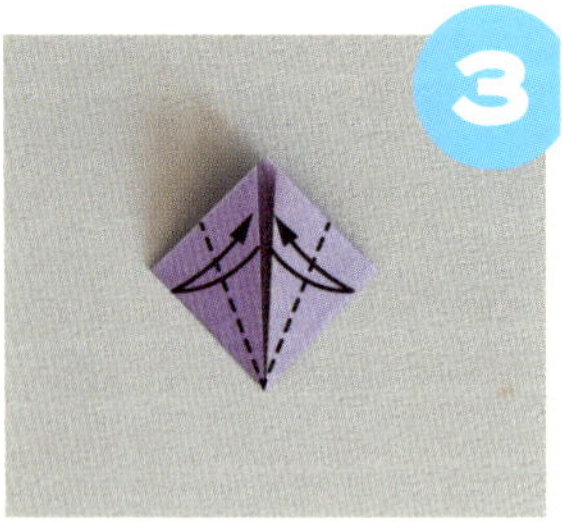

2で折った部分を折り線の通りにそれぞれ谷折りにして折り目をつける

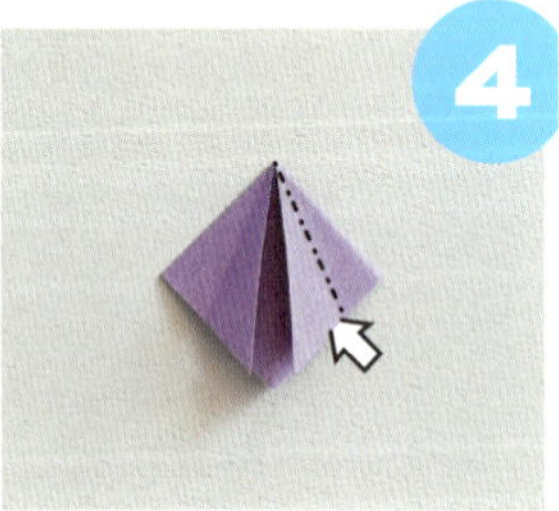

180度回転させ、矢印の内側に指を入れて広げ、折り線に沿ってつぶすように折る（p.99参照）

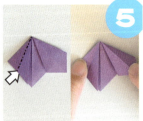

左側も同様に折る

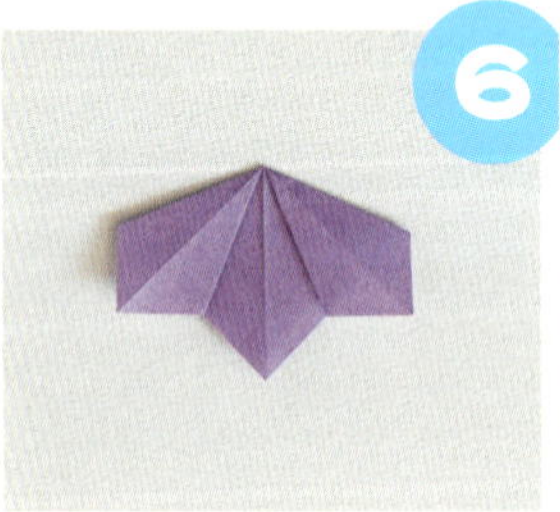

花部分の完成

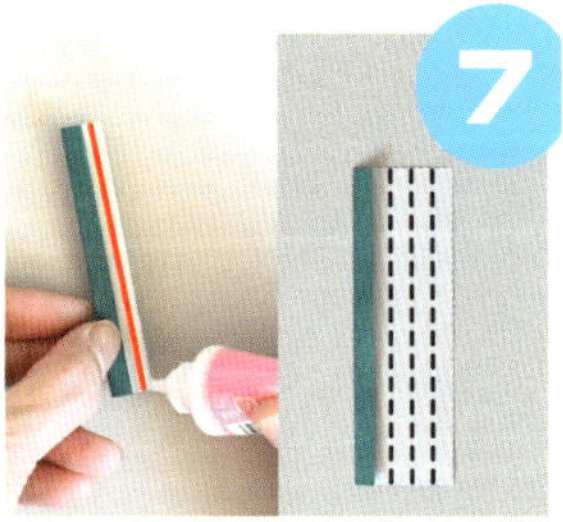

茎用の紙の端を5㎜ほど折り、巻くように折り進めて、赤線のところにボンドをつけて留める

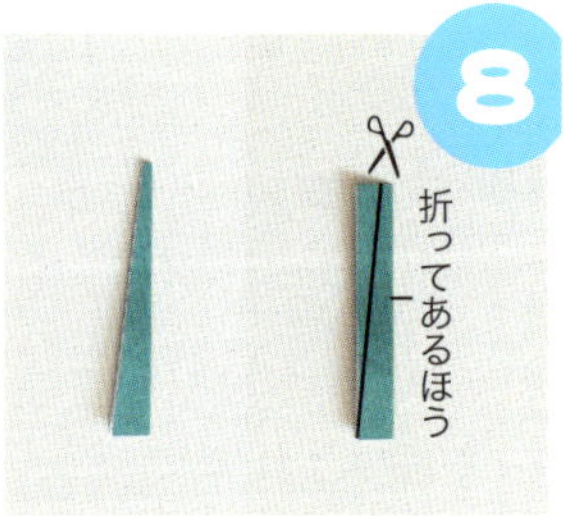

葉用の紙を半分に折り、写真のようにハサミで切る

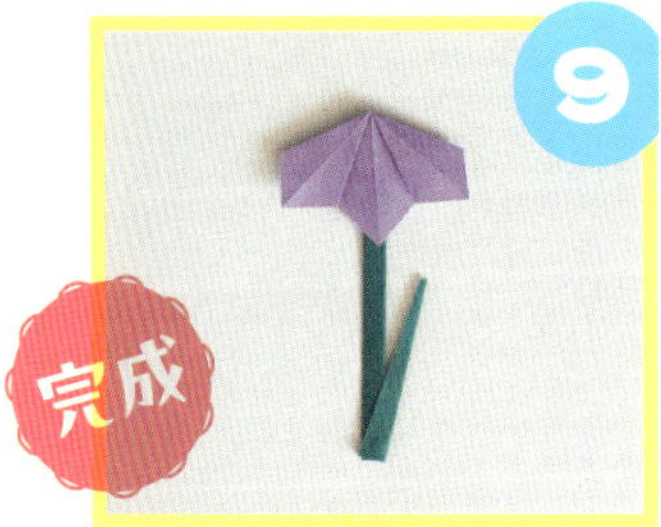

茎を花びらの間にボンドで貼り、葉で茎を挟むように貼って完成。もう1つ作る

端午の節句

こいのぼり

材料 3つ分
こい：おりがみ(7.5×7.5cm)
…色違いで3枚
こいを貼る棒：おりがみ(3×9cm)…1枚
こいの目：黒い紙…少量
道具 紙用ボンド、穴あけパンチ

9日目
難易度
★★☆

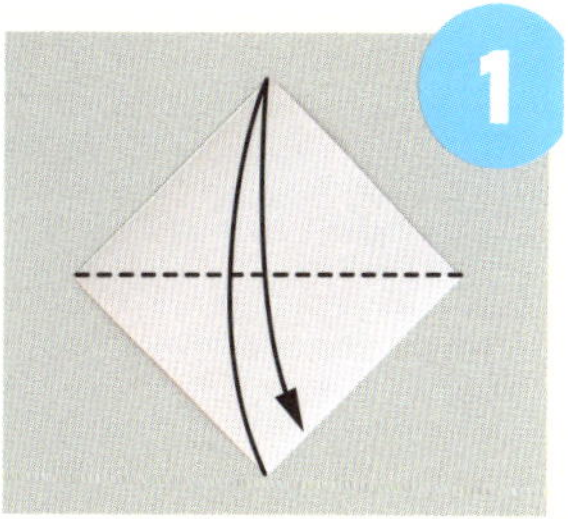

こい用の紙を対角線で半分に折って折り目をつける

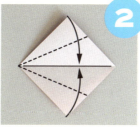

❶でつけた折り目に合わせるように、上下を谷折りにする

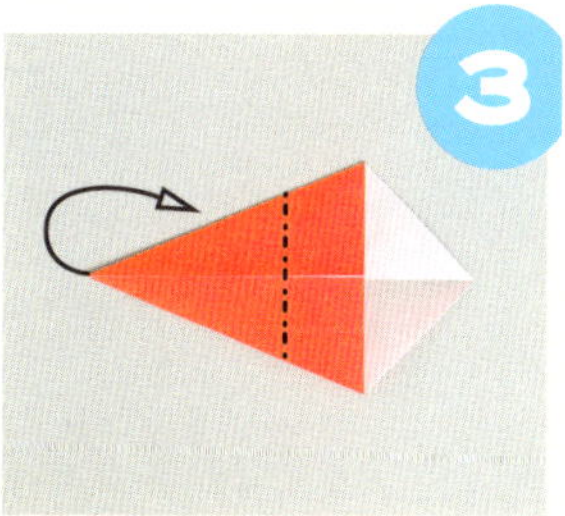

左の角を右の角に合わせるように山折りにする

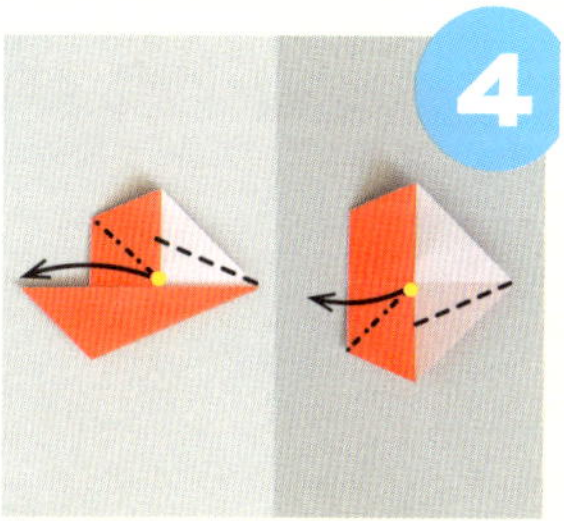

黄色印の角を横へ引っ張り、写真（左）になるように折る。上側も同様に折る

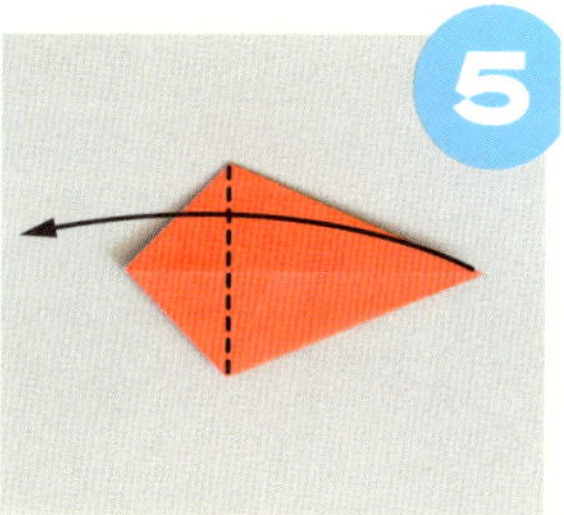

上の１枚のみ折り線で谷折りにする

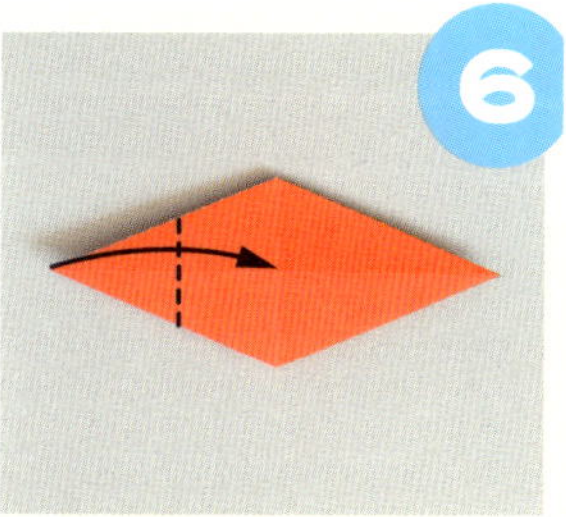

左の角を中心に合わせるように谷折りにする

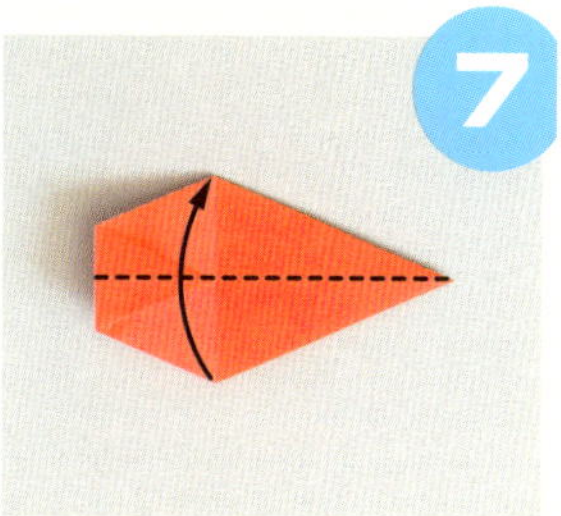

上下の角を合わせるように半分に折る

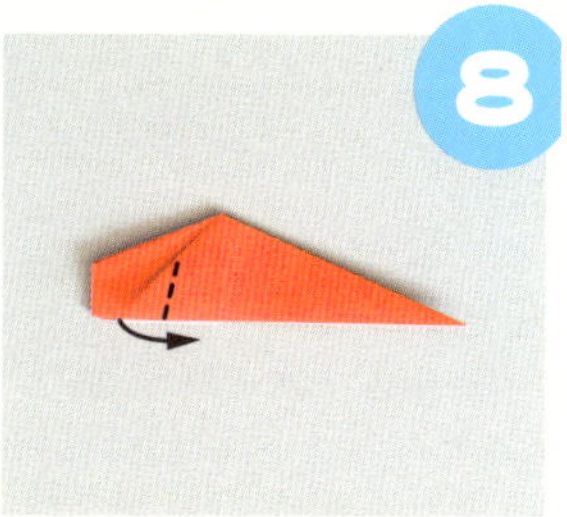

角を折り線で谷折りにする

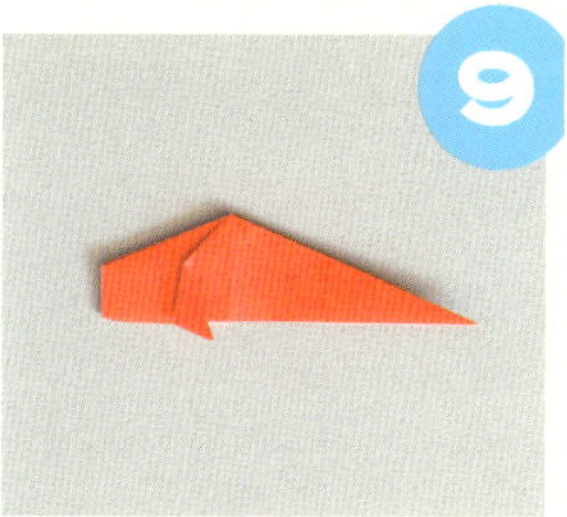

裏側も同様に折る

次ページへ

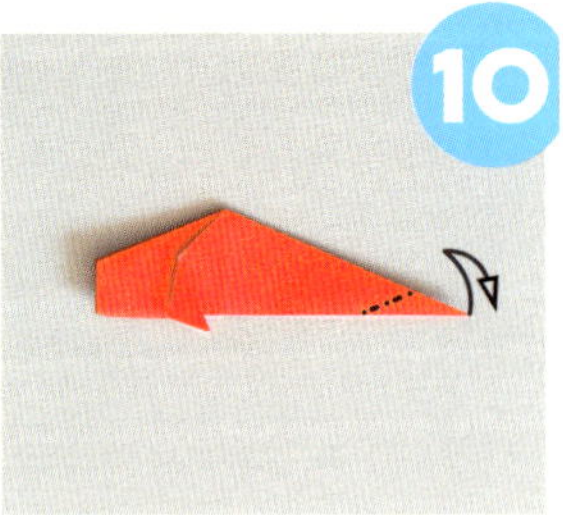

折り線の通りに山折りにして折り目をつける

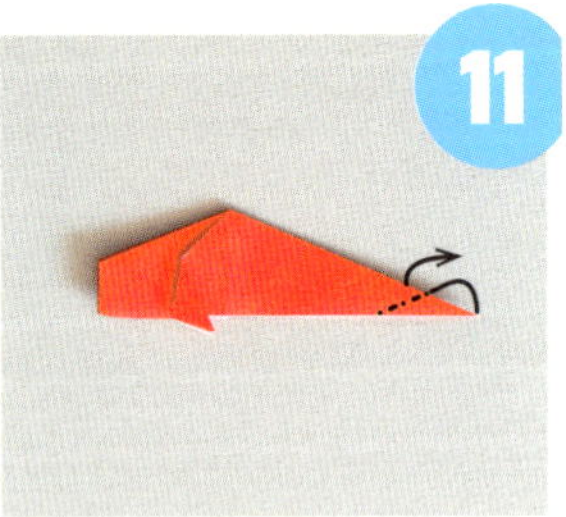

⑩でつけた折り目の通りに中割り折り（p.100参照）にする

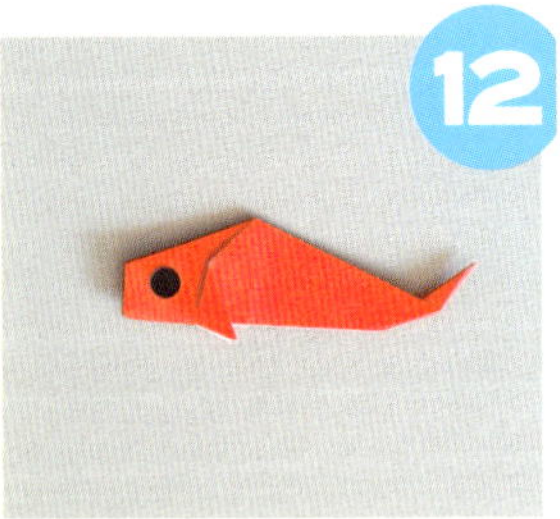

穴あけパンチで黒い紙を抜き、目のところに貼って完成。同じものを色違いで全部で３つ作る

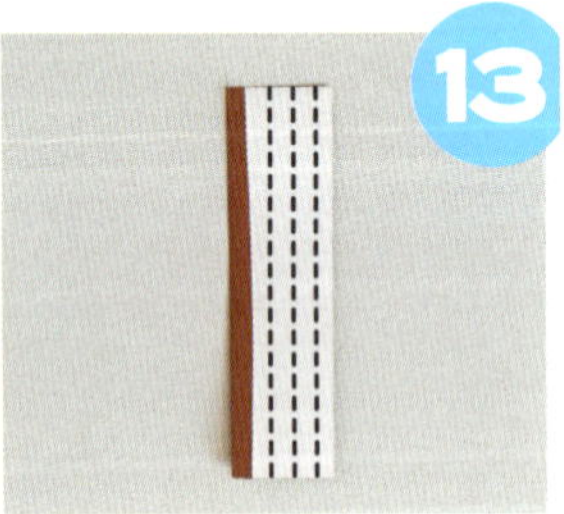

棒の紙の端を５㎜ほど折り、巻くように折り進める

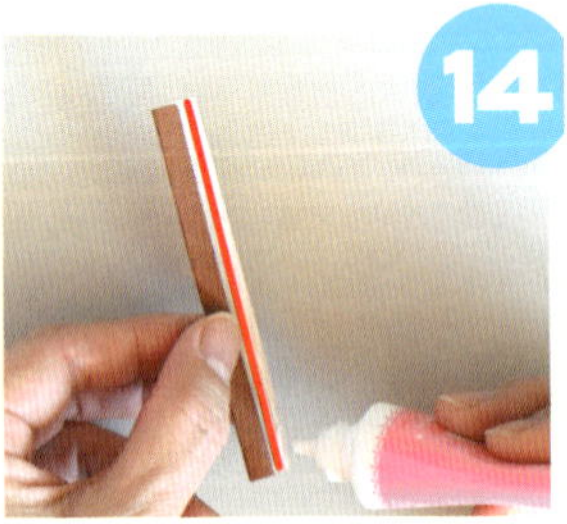

最後に赤線のところにボンドをつけて留める

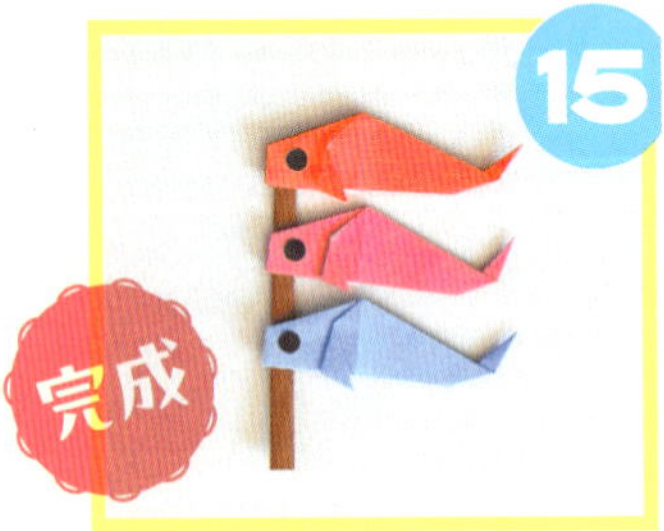

⑫で作ったものを写真のようにボンドで棒に貼って完成

アレンジ

メッセージカード

15×20㎝の白い厚紙を半分に折り、その上に９×14㎝の色紙を貼る。2.5×14㎝の白い帯にメッセージを書き、３×14㎝の色紙の上に貼る。小さめのおりがみ作品を作り（見本のかざぐるまは7.5㎝角、かぶとは10㎝角のおりがみを使用）、帯とともにカードに貼って完成。

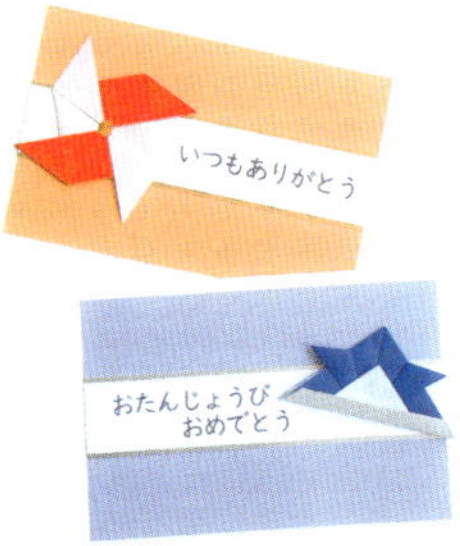

端午の節句

壁飾り／仕上げ

材料
台紙：厚紙（15×15㎝）…1枚
空：色画用紙（15×15㎝）…1枚
山：色画用紙（7.5×15㎝）…1枚
雲：画用紙（5×10㎝）…1枚
タコ糸…25㎝程度

道具
紙用ボンド、ハサミ、穴あけパンチ、鉛筆、消しゴム

10日目
難易度 ★☆☆

1
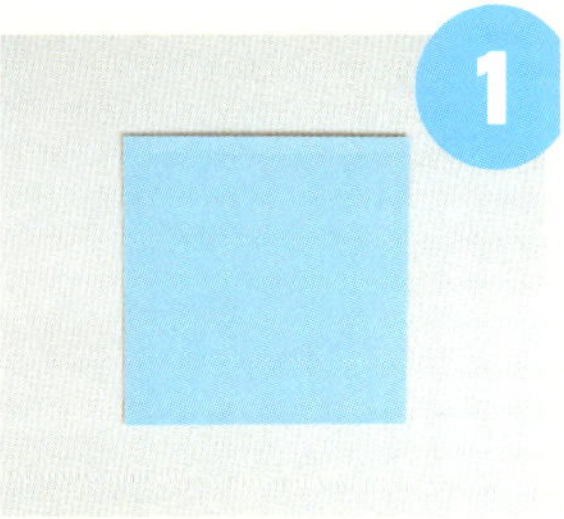
厚紙と空用の画用紙をボンドでぴったり貼り合わせる

2
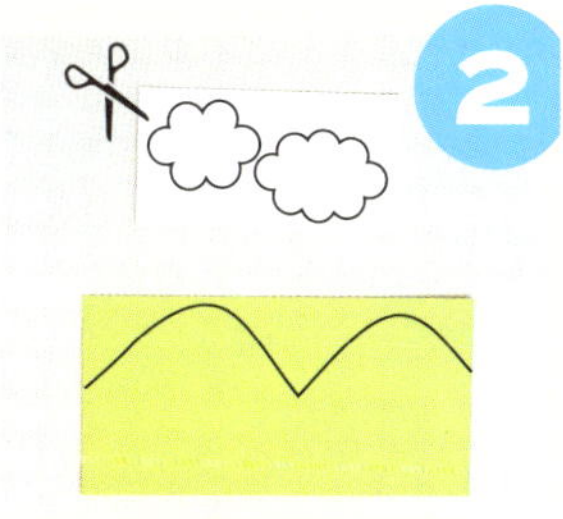
山・雲用の画用紙に山と雲を手描きし、ハサミで切る

3

このようになる

4
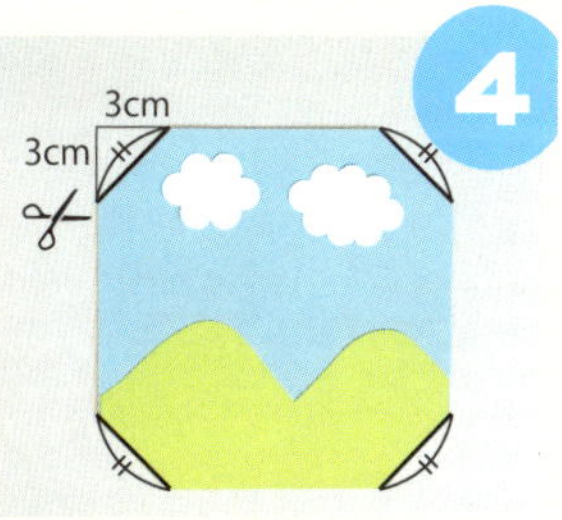

❶の上に山をボンドで貼り、四隅をハサミで切ってから雲を貼る

5
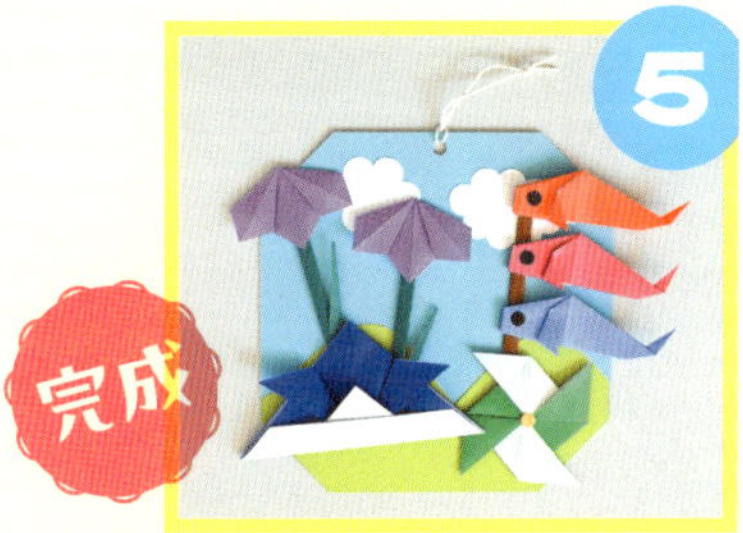

上部中央に穴をあけてタコ糸を通して結び、その他のパーツを貼って完成

アレンジ

あやめのしおり

p.110のあやめの花を色違いで2つ作る。茎や葉も2セット用意する。色画用紙を7.5×12㎝に切り、上の角を左右とも斜めにカットする。上部中央に穴をあけ、細いリボンを通して結ぶ。写真を参考に、長さを調節してカットした茎と葉をあやめの花に貼り、色画用紙に貼り付けて完成。

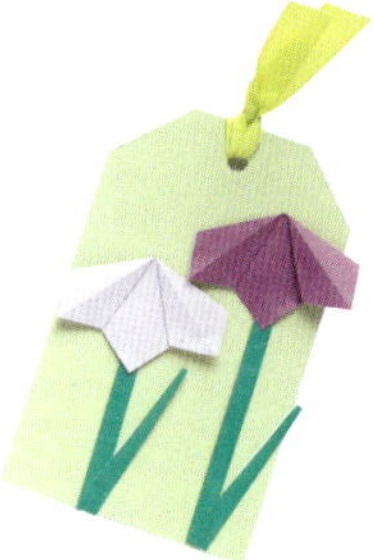

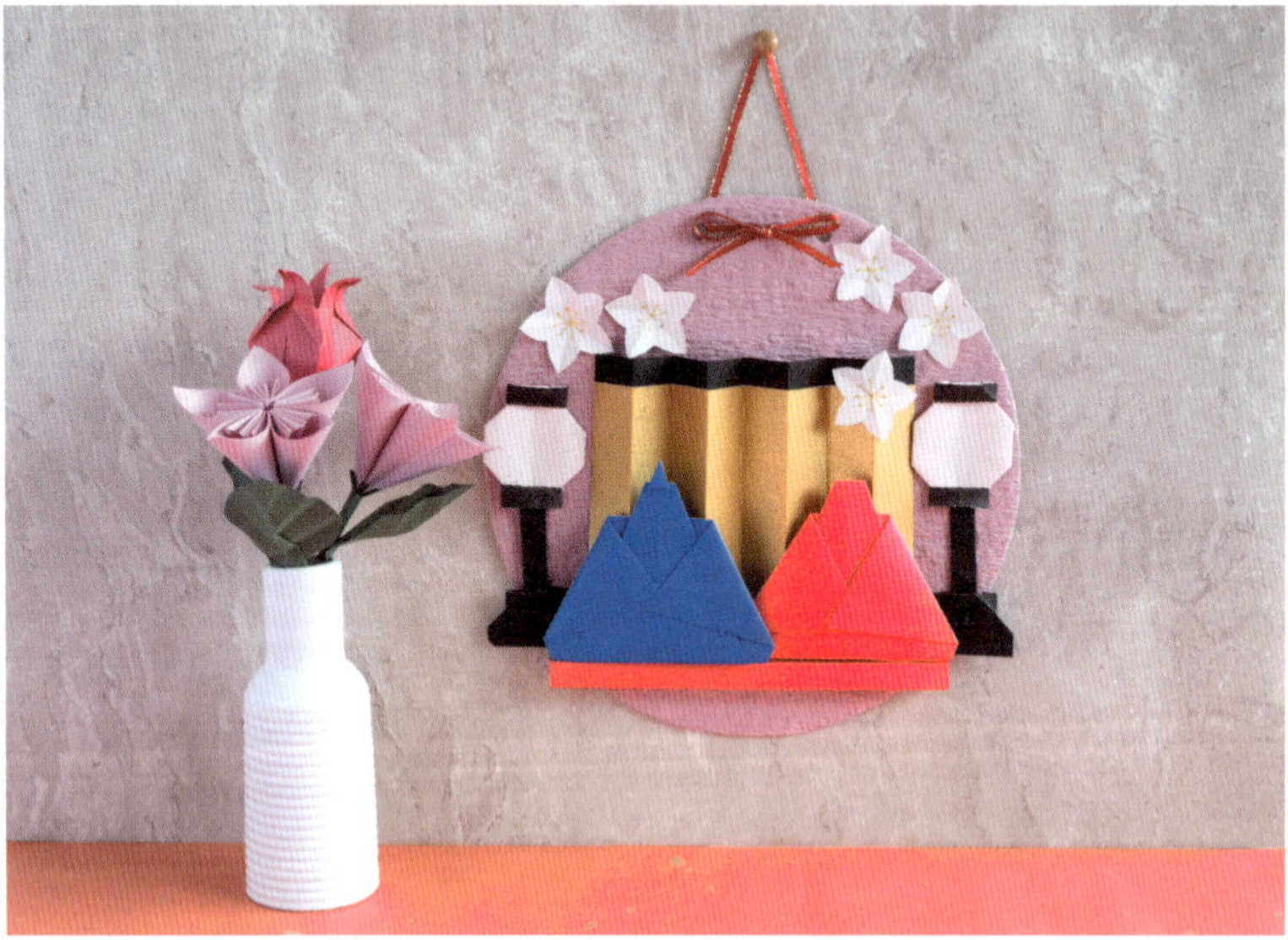

ひな祭り

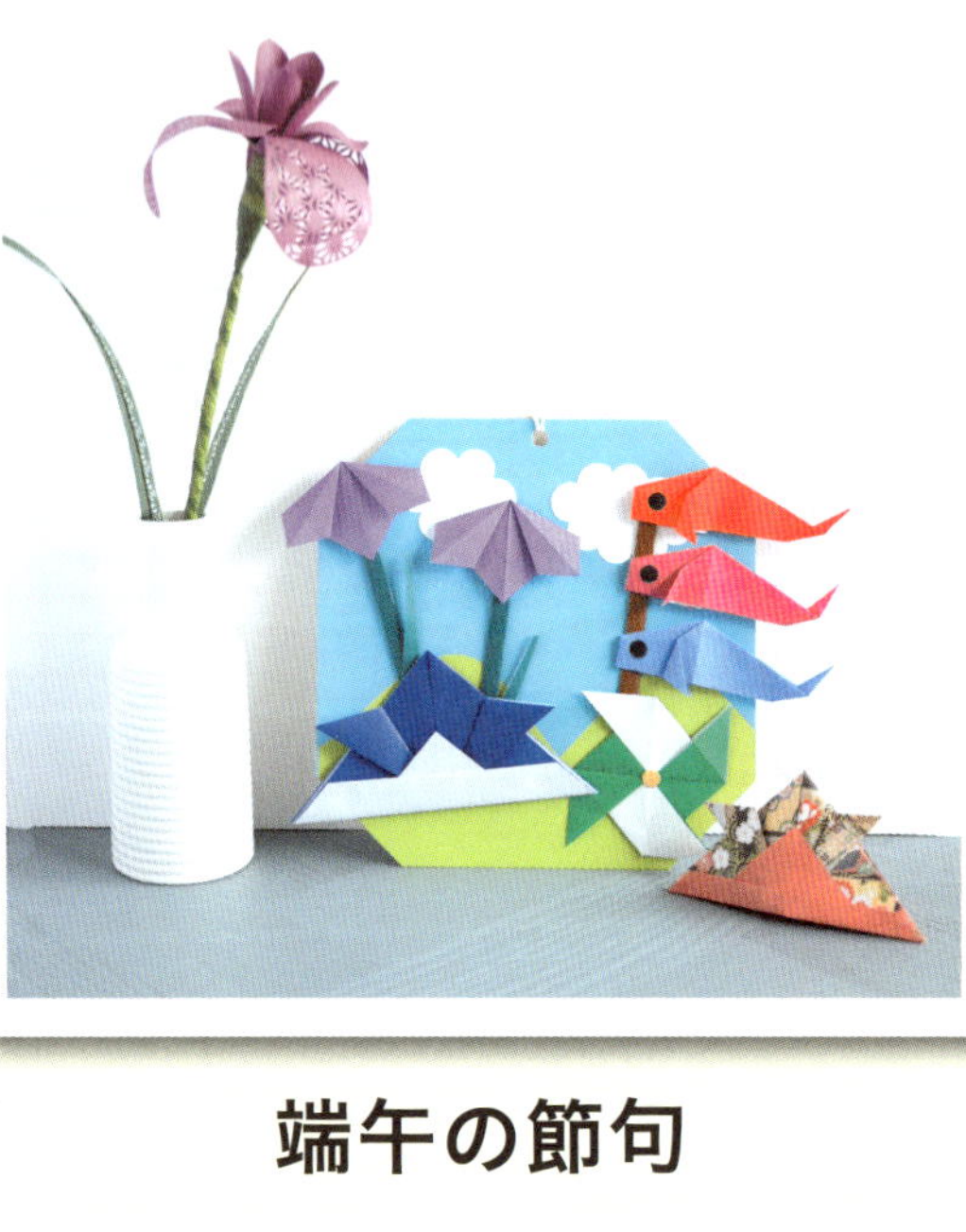

端午の節句

レベル 2

季節の飾りを作ろう

ここからは少し立体感のあるおりがみにも
挑戦していきます。
飾り方の配置や色の組み合わせを考え、
完成イメージをふくらませましょう

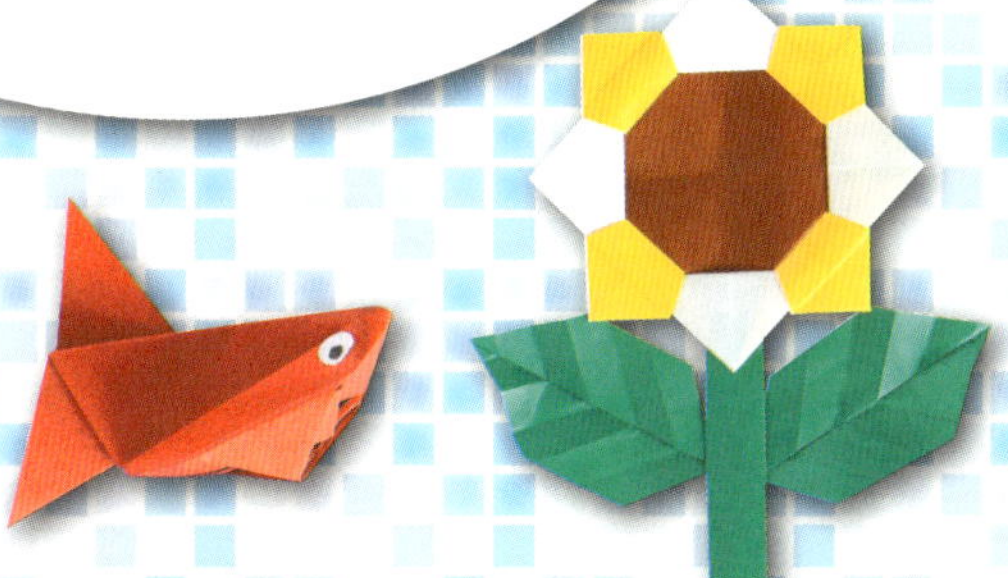

夏のリース

あさがお

材料 3つ分

花:おりがみ(7.5×7.5㎝)…色違いで3枚
花の白い部分:おりがみ(5×5㎝)…3枚
葉っぱ:おりがみ(5×5㎝)…3枚
ツル:おりがみ…少量

道具 ハサミ、紙用ボンド、丸箸などの細い棒

11日目
難易度 ★☆☆

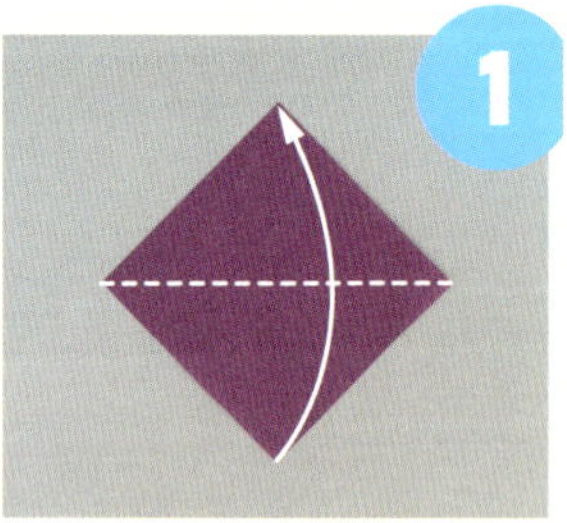

色の付いたほうを上にして、対角線で半分に折る

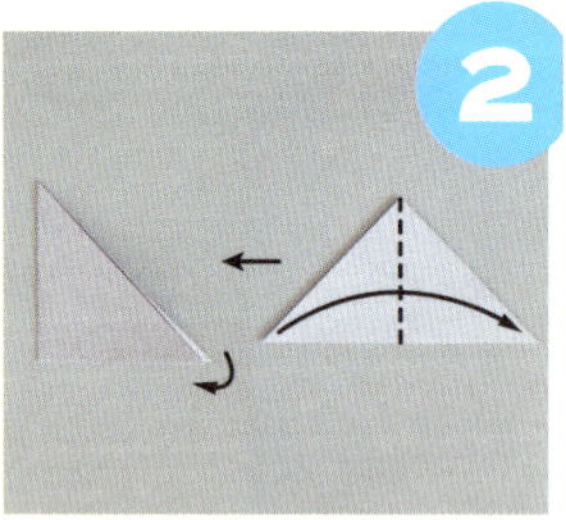

さらに、横に半分に折る。180度回転させる

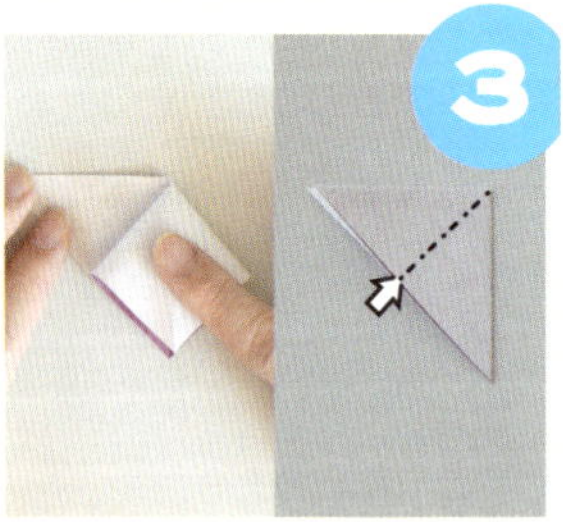

矢印の内側に指を入れながら、内側を広げてつぶすように折る(p.99参照)

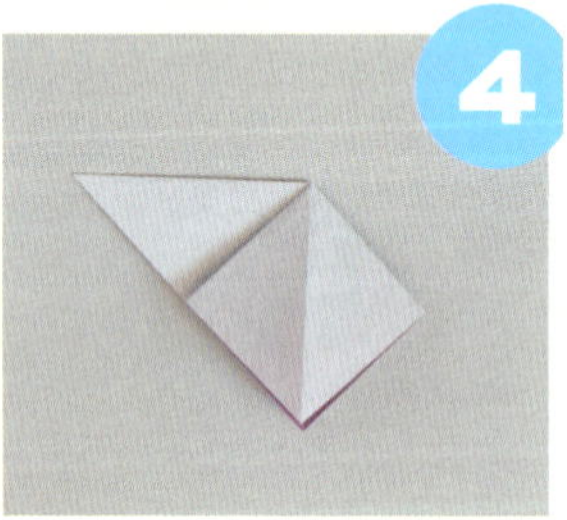

このようになる。裏側も同様にする。180度回転させる

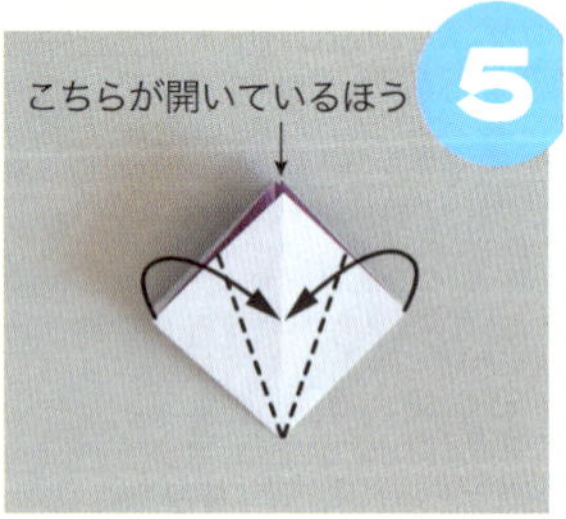

下側の両端が、中央の折り目に合うように折る。裏側も同様にする

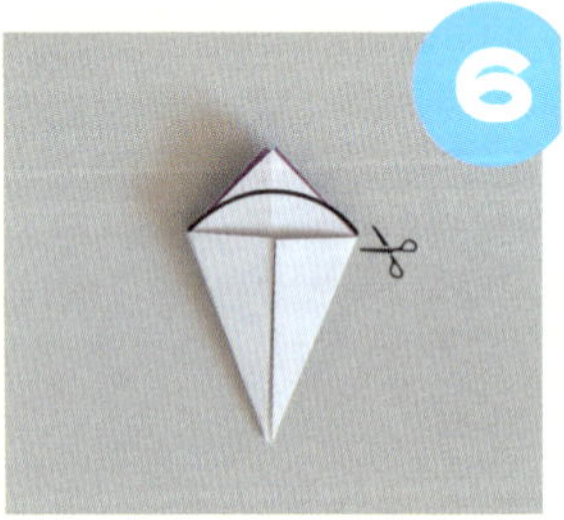

上の三角の部分をハサミで丸く切る

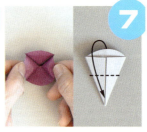

真ん中あたりで折りながら、上の丸い部分を広げる

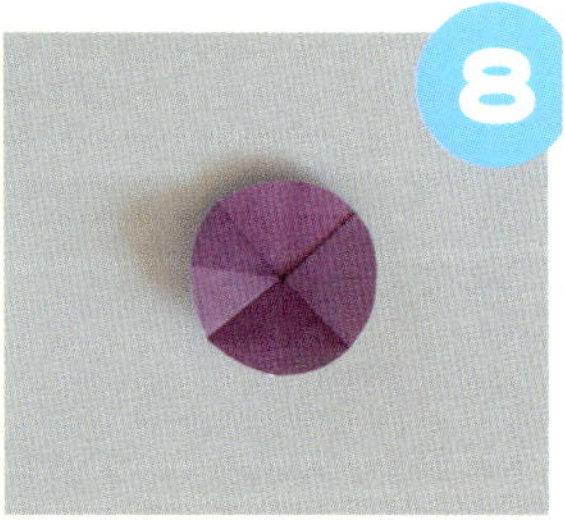

あさがおの花の形の完成

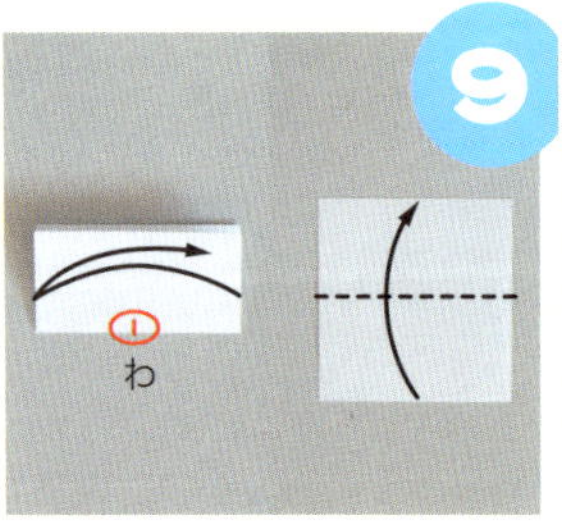

花の白い部分を作る。白い紙を半分に折る。さらに半分にし、わのほうの真ん中のみに折り目をつける

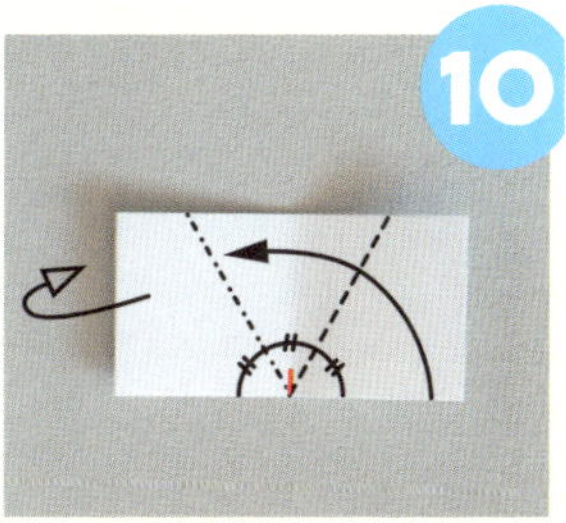

下の中央の印から、角度を３等分するように、右は谷折り、左は山折りにする

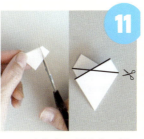

はみ出た角の部分を、図の線の位置で切り落とす

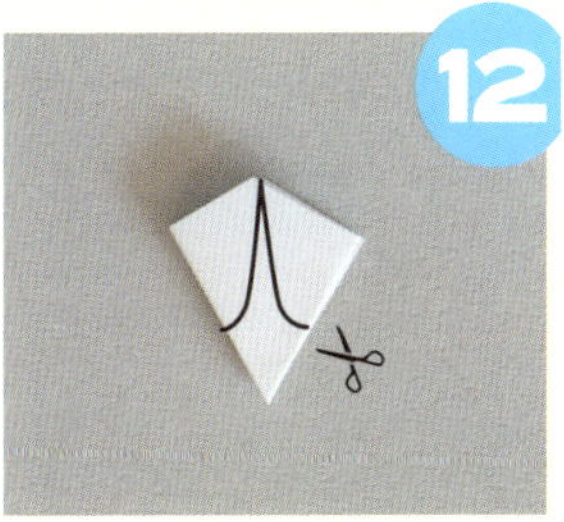

図のような形に切る

切ったものを開くと、このような形になる

⑧のあさがおの花の上に⑬を重ねてボンドで貼り、あさがおの花の完成

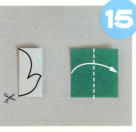

葉っぱ用のおりがみを縦に半分に折り、図のように切る

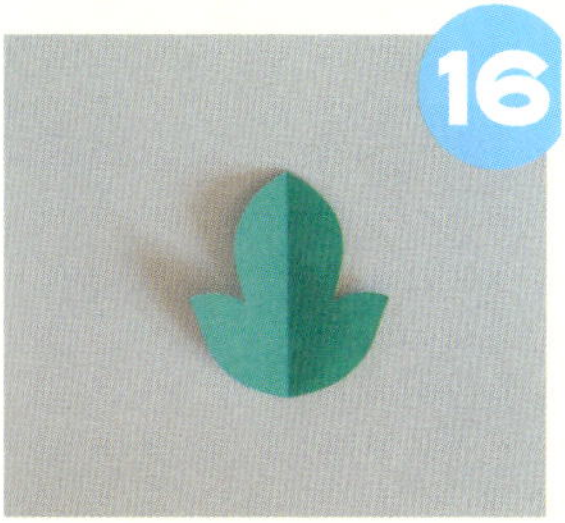

開くとこのようになる。あさがおの葉っぱの完成

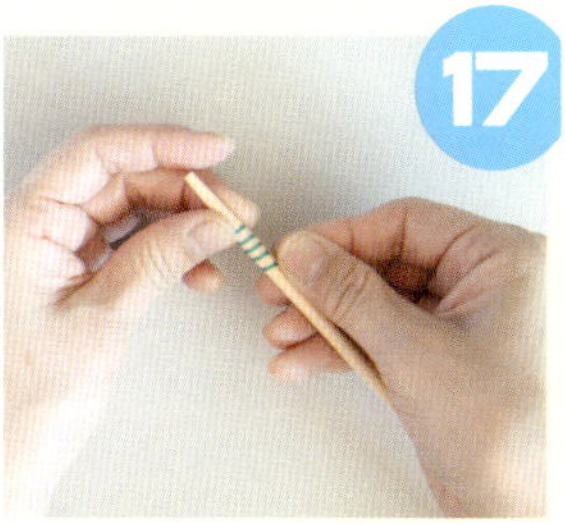

ツル用のおりがみを細く切り、丸箸などに巻き付けてカールさせる

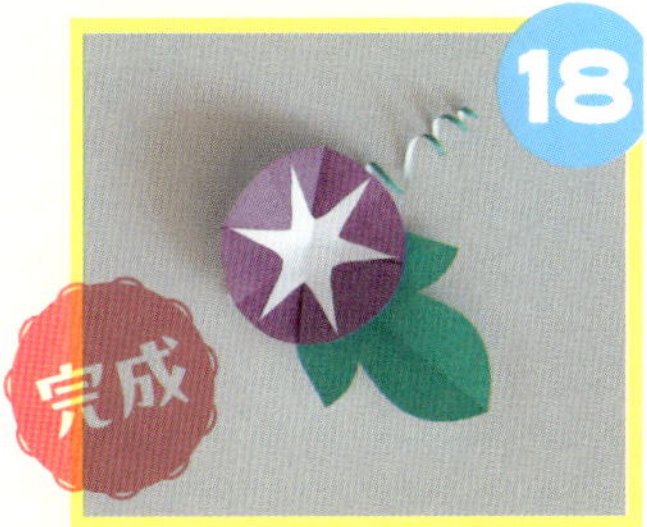

⑭に葉っぱとツルを貼り、あさがおの完成。色違いで全部で３つ作る

夏のリース

ひまわり・花

材料　2つ分

花：おりがみ（10×10㎝）…2枚
タネ：おりがみ（5×5㎝）…2枚
※花は、片面おりがみで折ると、花びらの一部が白くなるので、両面おりがみで折るとよい

12日目
難易度 ★★☆

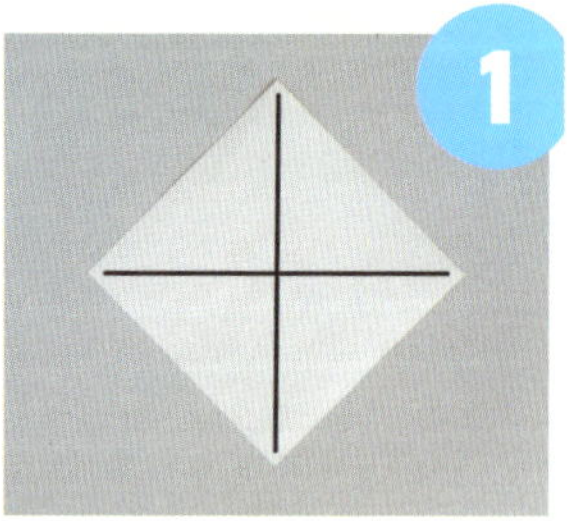

対角線で半分に折り、折り目をつける

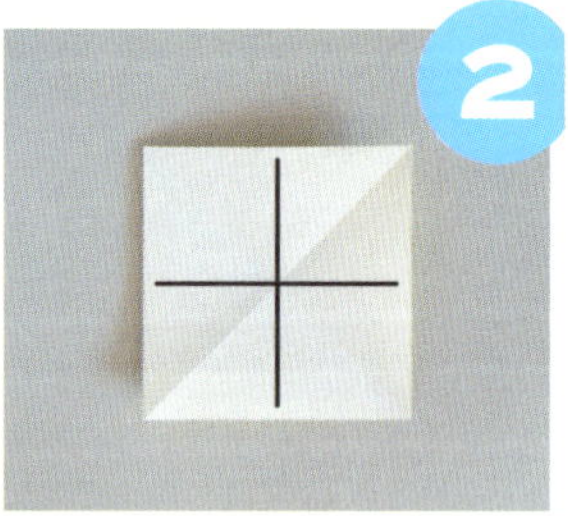

上下左右に半分に折り、折り目をつける。裏返す

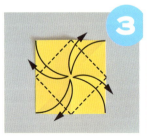

角を中心に合わせるようにして、折り目をつける。再び裏返す

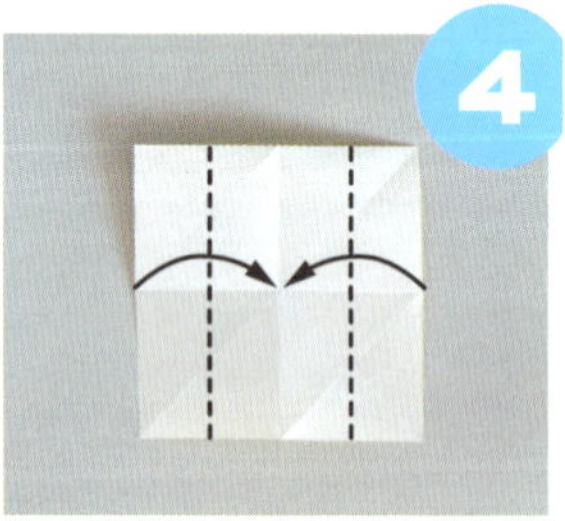

左右を中心に合わせるように折る

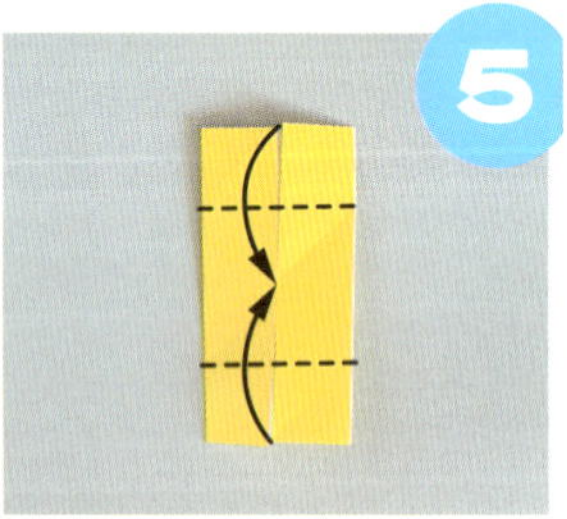

上下を中心に合わせるように折る

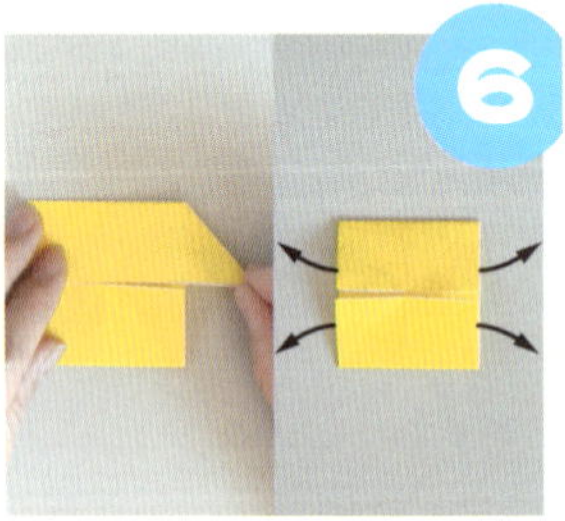

内側にある角をつまみ、横に引き出す

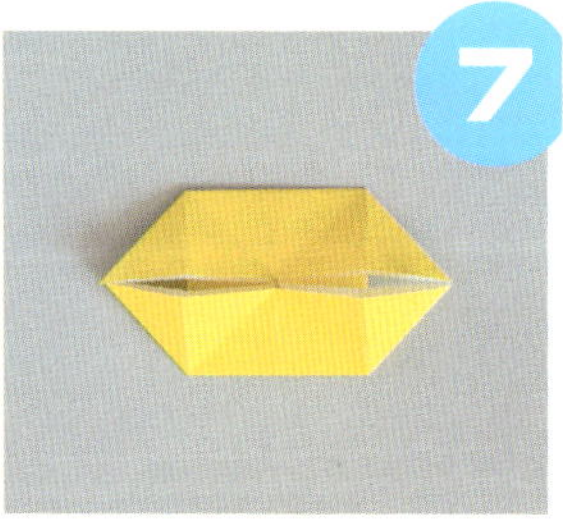

全て同じように、内側の角をつまんで引き出す

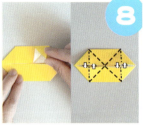

横に突き出た三角の部分を立て、内側を広げてつぶす。4つとも同様にする

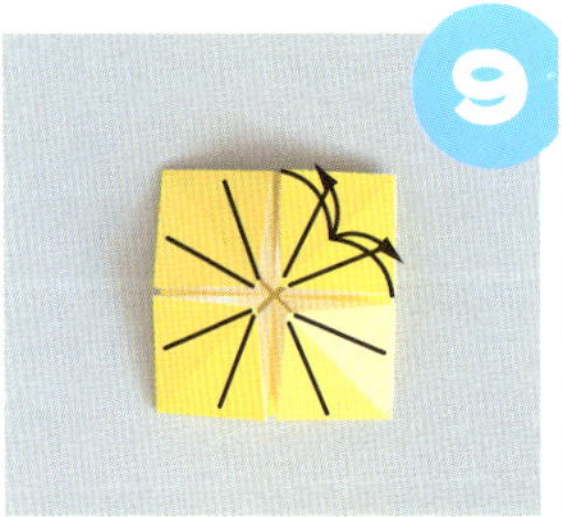

4つの小さな四角形をそれぞれ、図のように中心に合うように折り目をつける

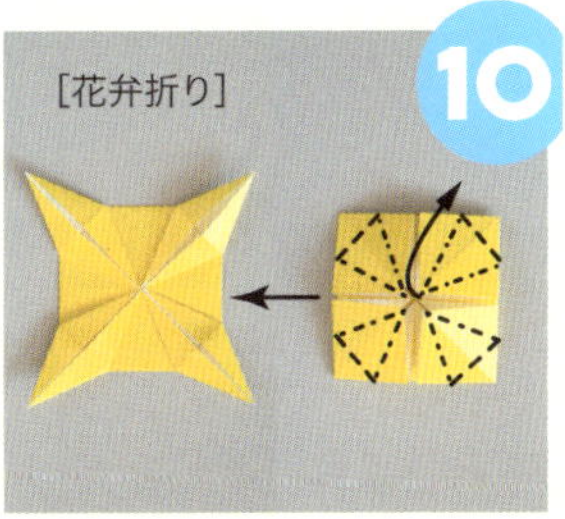

小さな四角の内側の角を持ち上げ、内側を広げ、つけた折り線に沿ってつぶす（p.100参照）

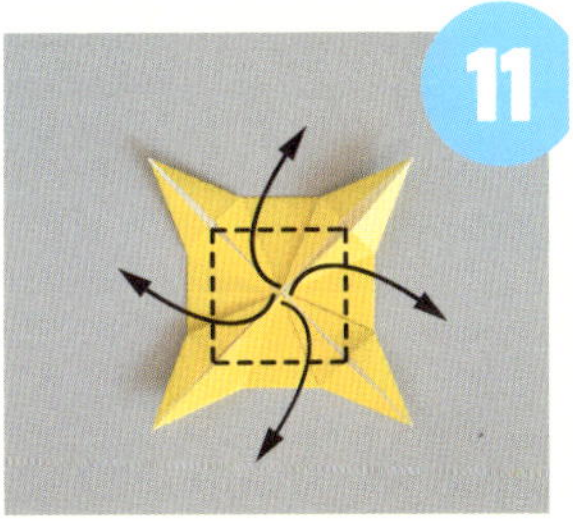

図のように、内側の三角を折り返す

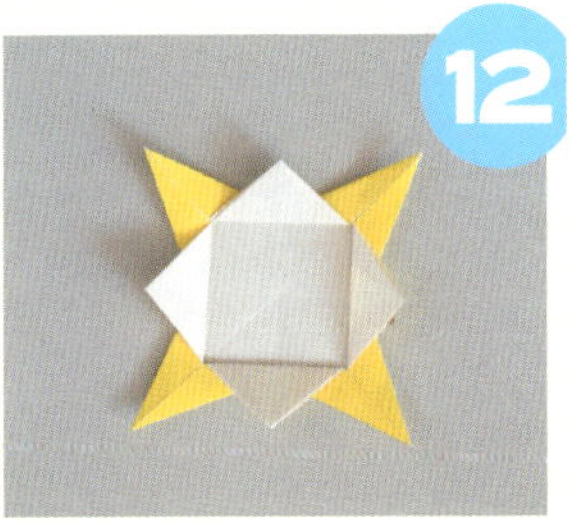

このようになる

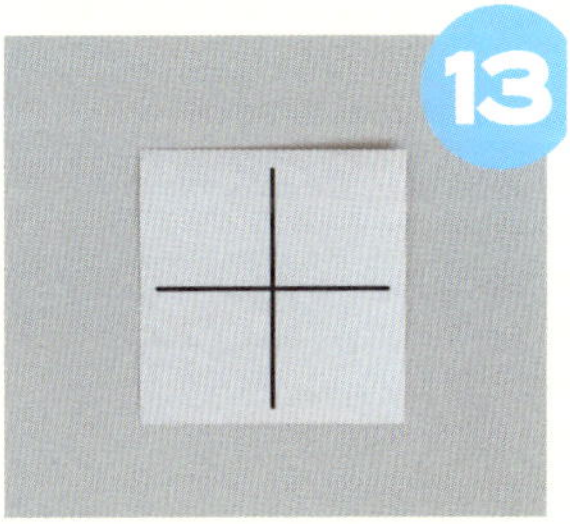

タネを作る。タネ用の紙を、上下左右に半分に折り、折り目をつける

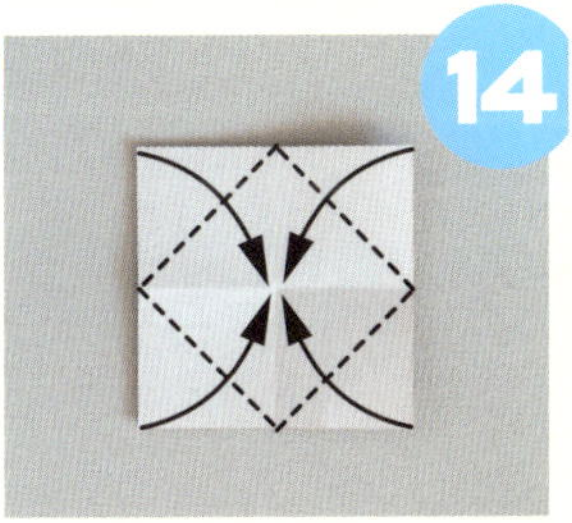

４つの角を中心に合わせるように折る

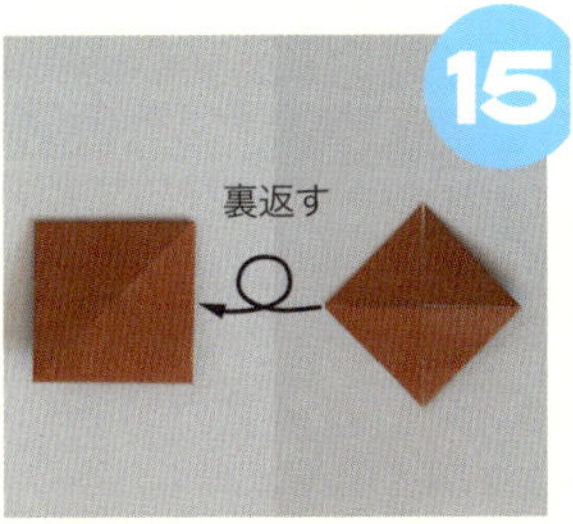

裏返して90度回転させ、タネの完成

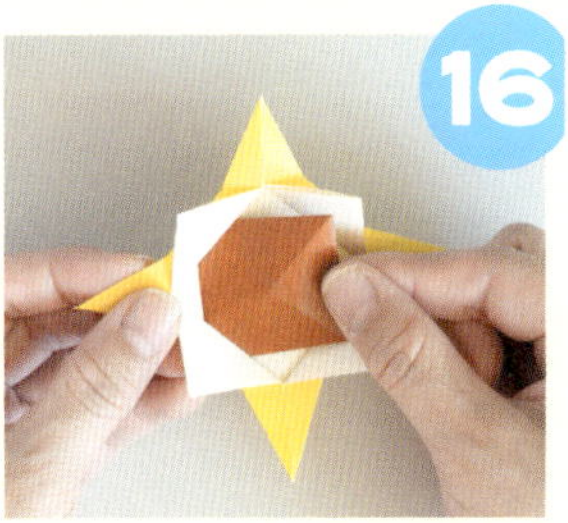

⑫の折り返した角に、タネの角が合うように入れる

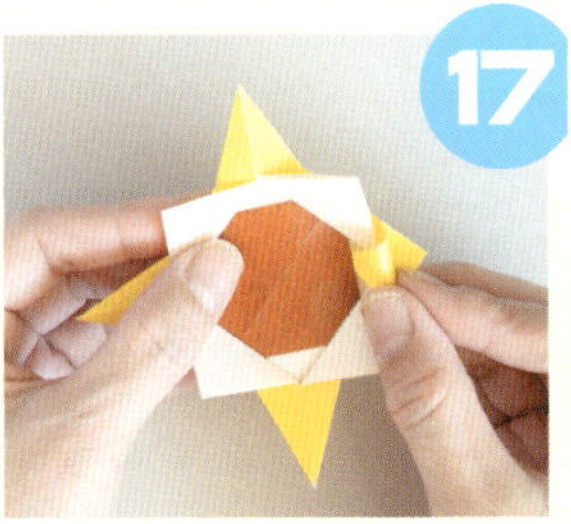

細長く突き出た部分を、⑯で入れたタネの下に入れ込む

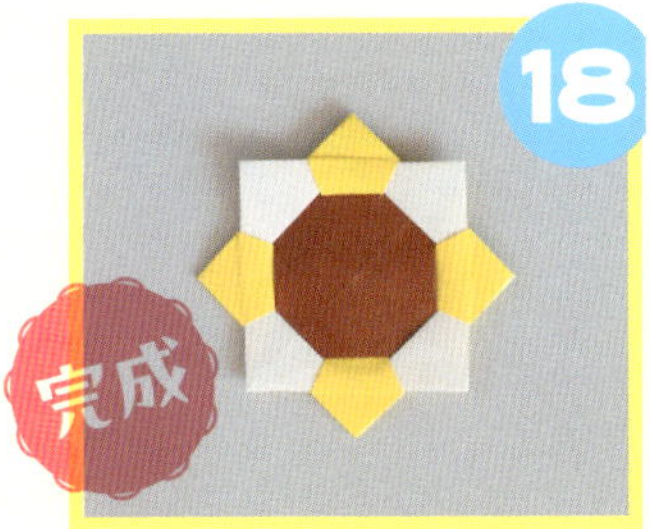

ひまわりの花の完成

夏のリース

ひまわり・葉と茎／仕上げ

材料
葉（4枚分）：おりがみ（4×4㎝）…4枚
茎（２本分）：おりがみ（7.5×3㎝）…2枚
道具　紙用ボンド

13日目
難易度
★★☆

1
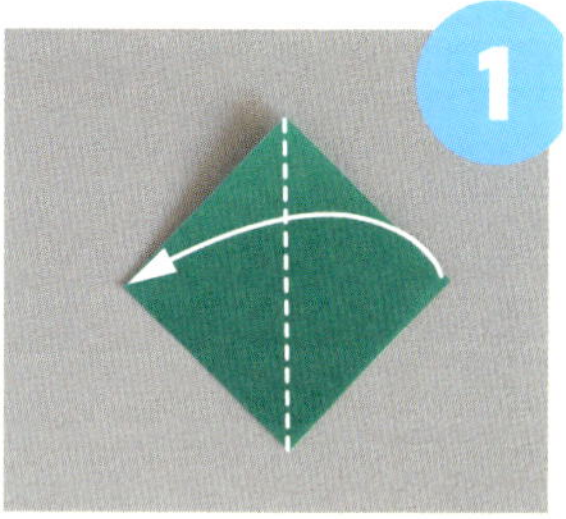
色の付いたほうを上にし、対角線で縦に半分に折る

2
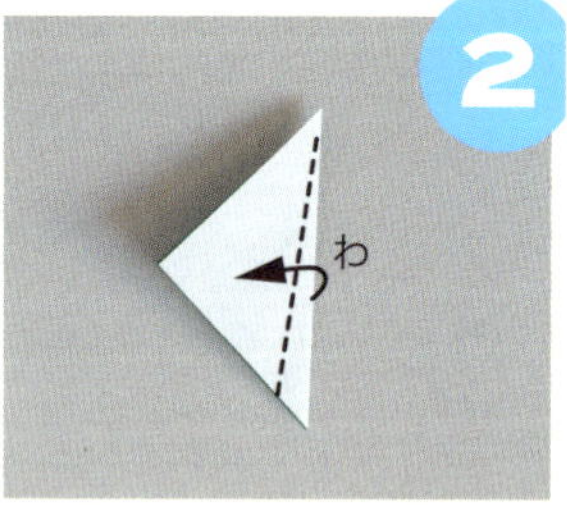

折り目のほうを、図のように少し斜めに折る

3
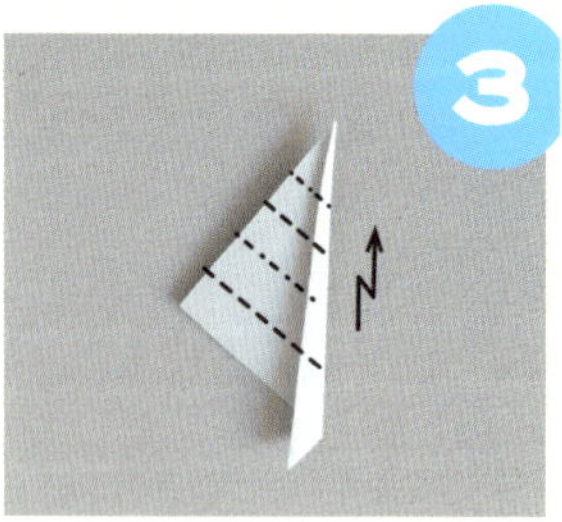
斜めに谷折り、山折りを繰り返し、蛇腹折りにし、折り目をつける

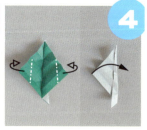

4

折りを開き、両端の角を少し裏側に折る

5
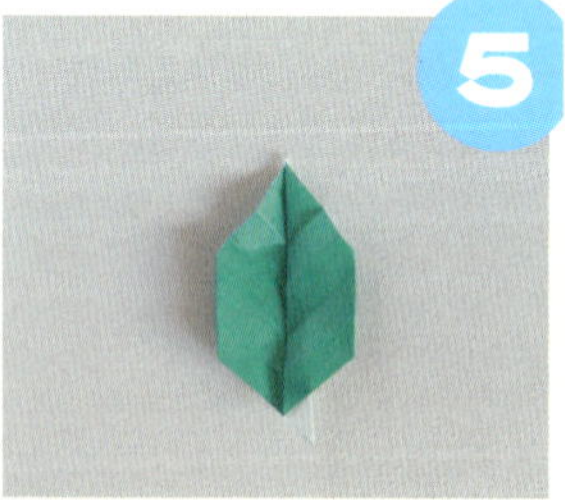
葉っぱの完成。全部で４枚作る
※ひまわり１つにつき、２枚使う

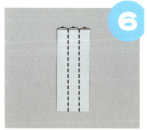

6

茎用のおりがみを、縦に三つ折りにする

7
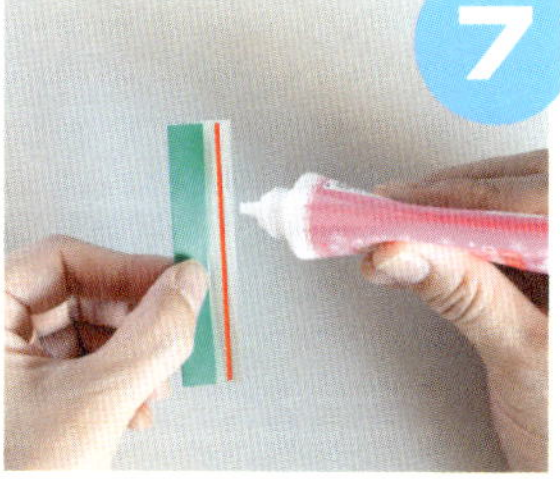
重なる部分（赤線）をボンドで貼り、棒状にする。全部で２本作る

8
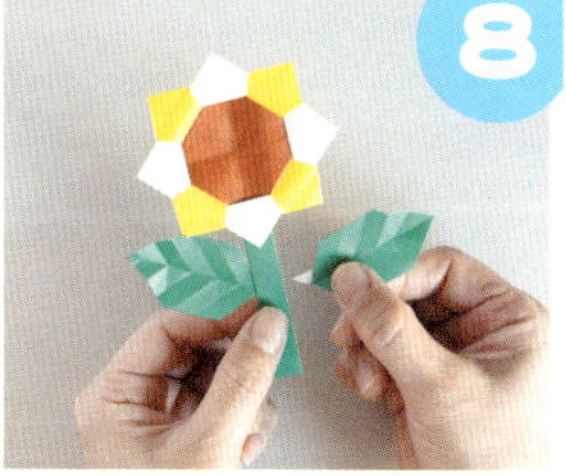
ひまわりの花の裏に、茎の上の端を貼り、茎の裏側の真ん中あたりに葉っぱを２枚貼る

9
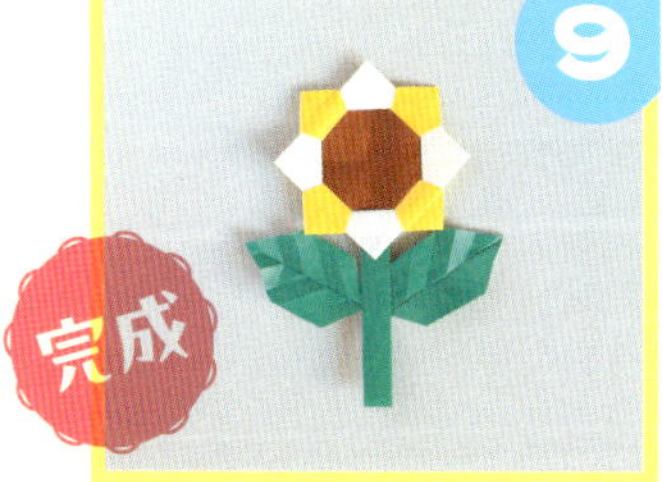

ひまわりの完成。全部で２つ作る

夏のリース

風船金魚

材料 2つ分

金魚：おりがみ（10×10㎝）…色違いで2枚
金魚の目：白い紙…少量

道具 ストロー、穴あけパンチ、黒いペン、紙用ボンド

14日目

難易度 ★★☆

1

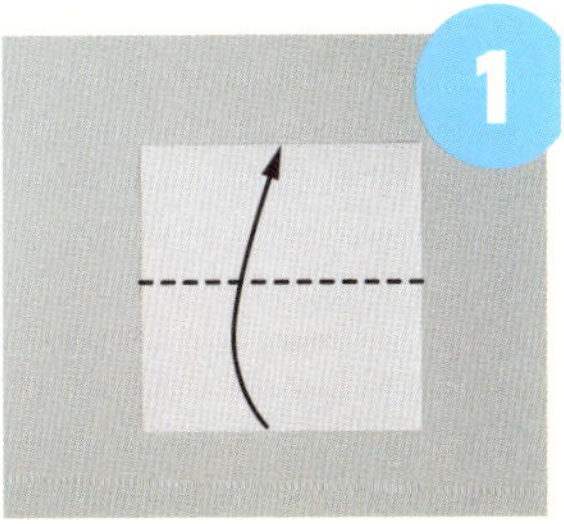

半分に折る

2

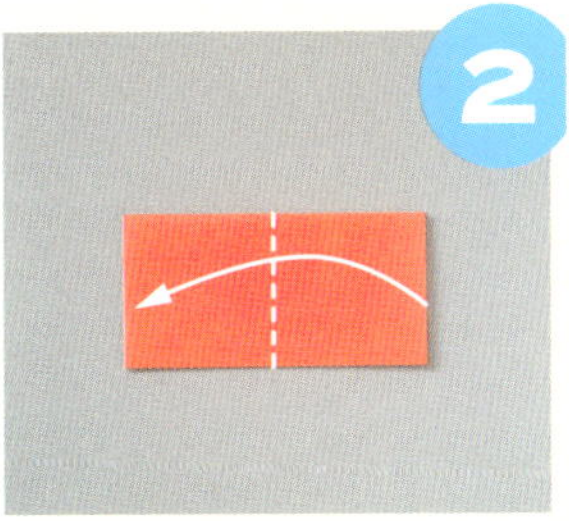

さらに、横に半分に折る

3

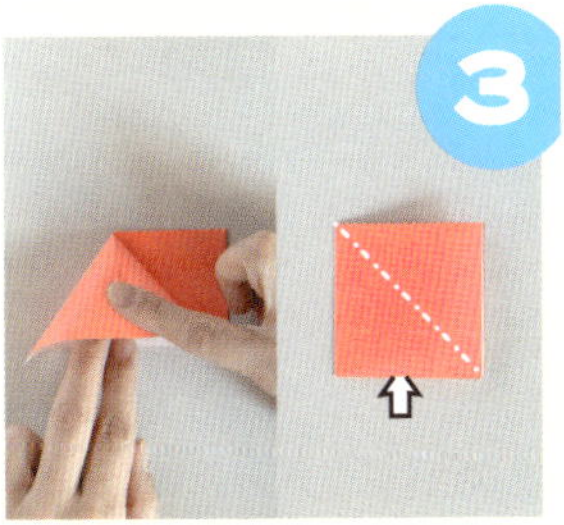

180度回転させ、内側を広げてつぶすように折る

4

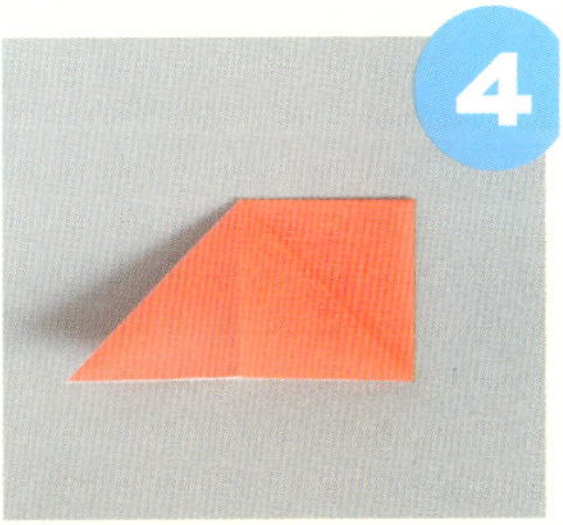

このようになる。裏側も同様に、内側を広げてつぶすように折る

5

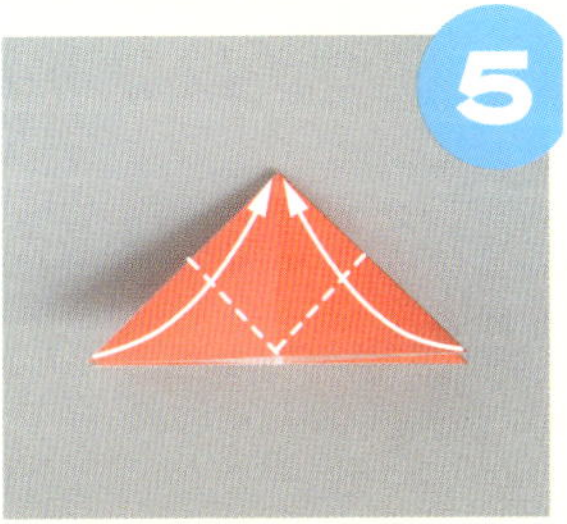

三角の両側の角を、上の1枚のみ頂点に合わせるように折る

6

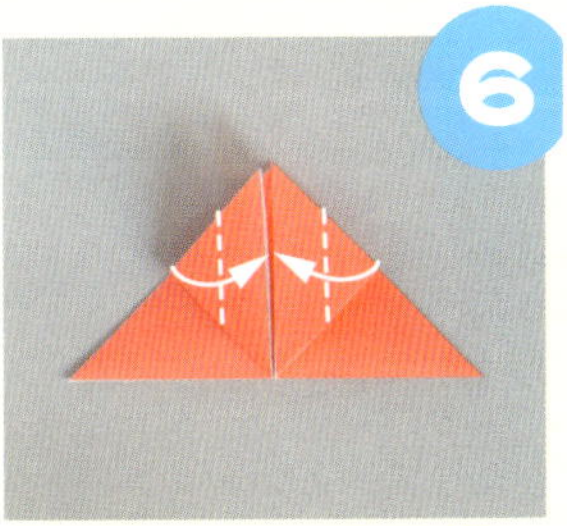

5で折ってできた三角の左右の角を中央に合わせるように折る

7

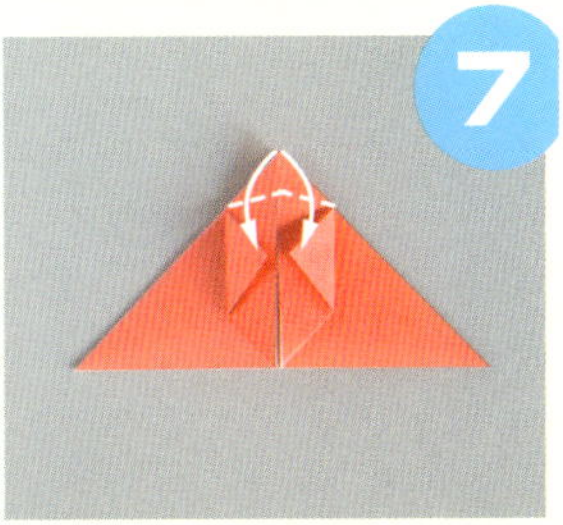

5で折った部分の上の三角を折り下げる

8

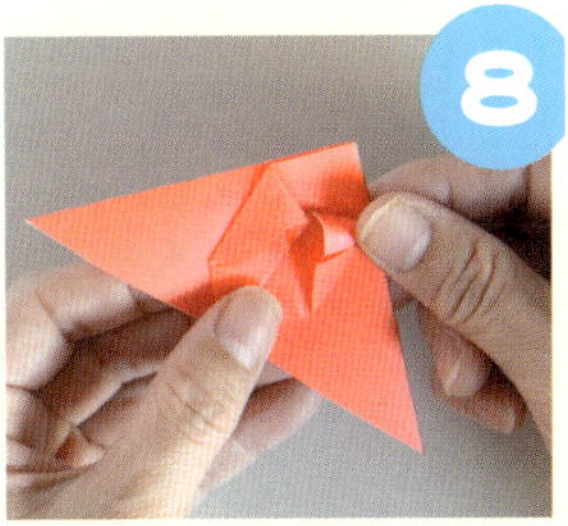

7で折り下げた部分の先を、6で折った部分の中に差し込む

9

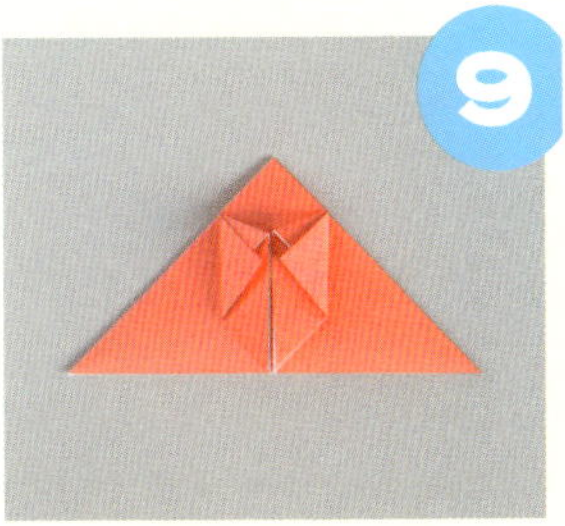

このようになる。裏返す

次ページへ

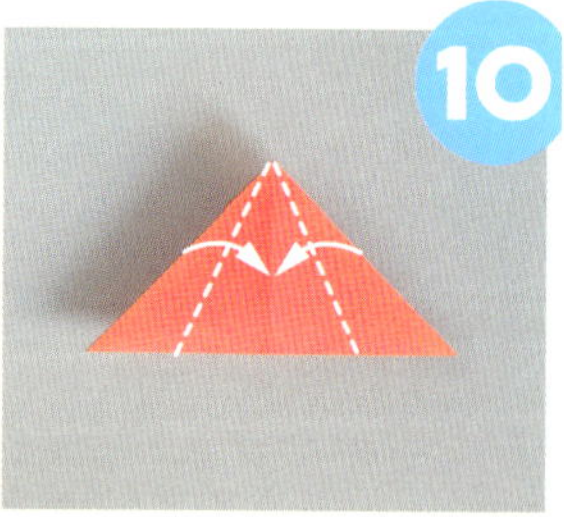

両端を中央の折り目に合わせるように折る

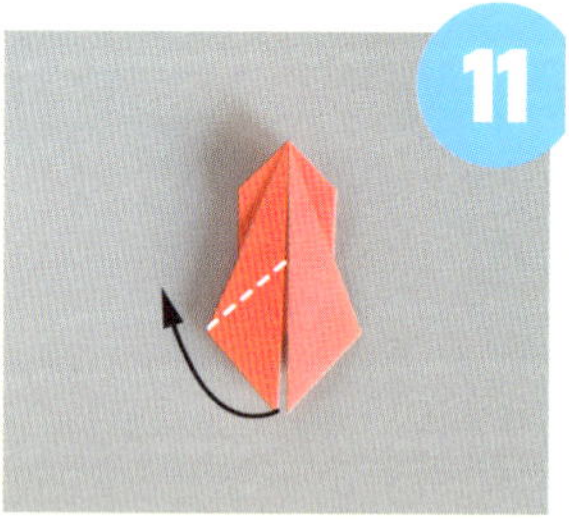

一方の下の部分を、図のように斜めに折り上げる

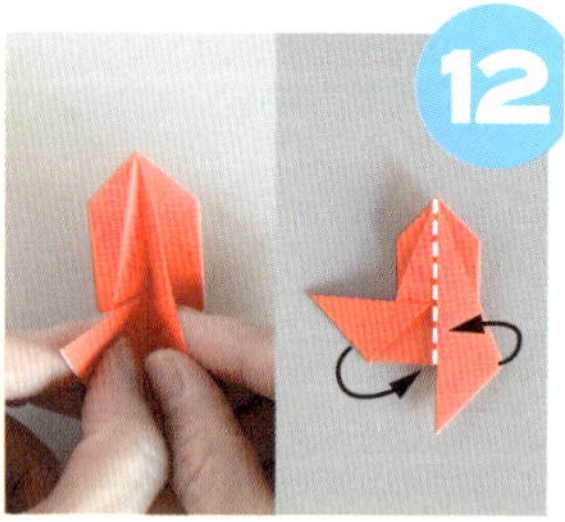

左右を真ん中で合うように立てる

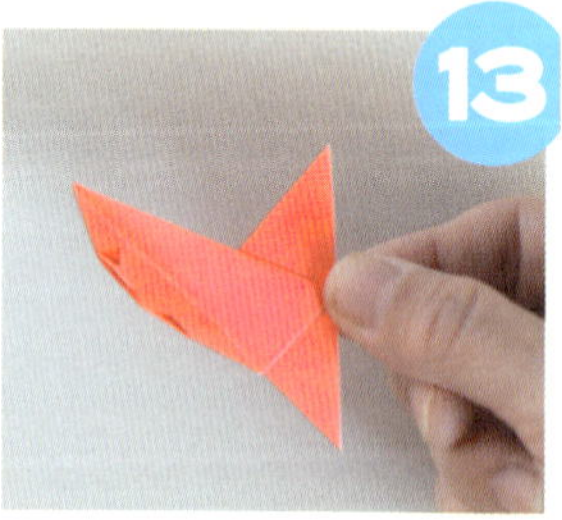

このようになる

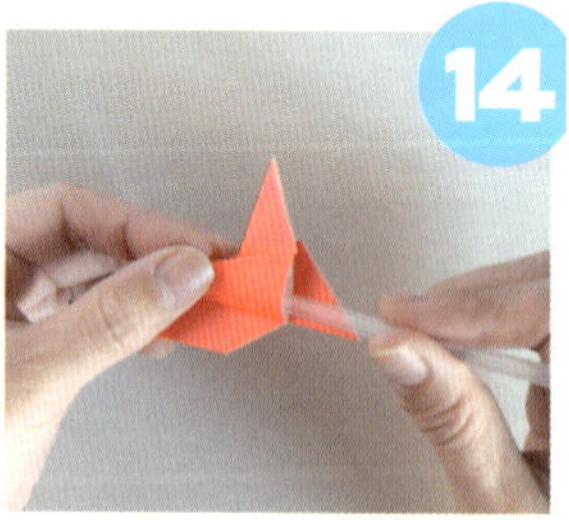

金魚のおしりの穴にストローを刺し、息を吹き込んでふくらませる

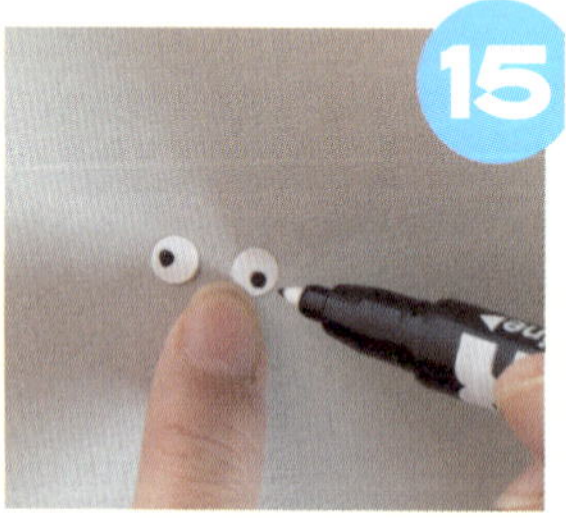

白い紙から、穴あけパンチで小さな丸を２つカットし、黒いペンで目玉を描く

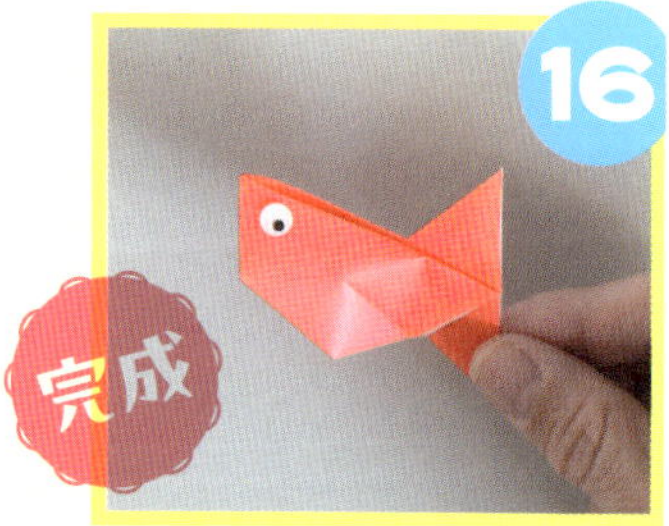

ボンドで目玉を金魚に貼って完成。色違いで全部で２つ作る

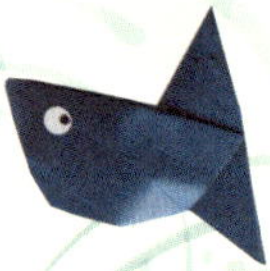

夏のリース

リース／仕上げ

材料
リース：おりがみ（15×15㎝）…8枚（色違いで4枚ずつでもよい）
池：おりがみ（15×15㎝）…1枚
リボンまたは紐…70㎝程度

道具 クリップ、紙用ボンド、穴あけパンチ、ハサミ

15日目
難易度 ★☆☆

1
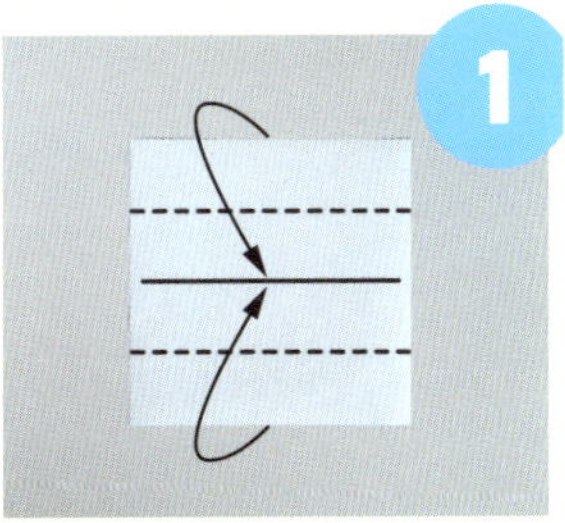
リース用のおりがみをまず、半分に折り目をつけ、その折り目に合わせるように上下を折る

2
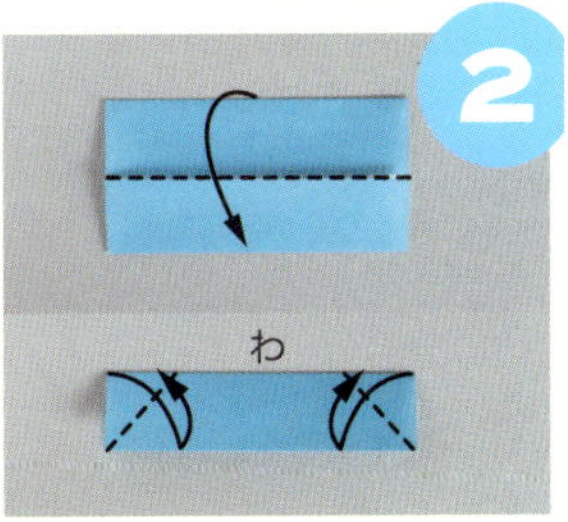

さらに、半分に折る。両側の角を折り下げて開き、折り目をつける

3
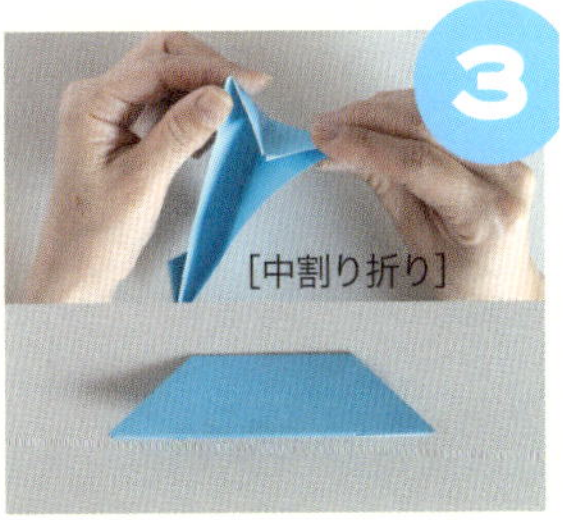

2でつけた折り目に沿って中割り折り（p.100参照）にする。同じものを８枚作る

4
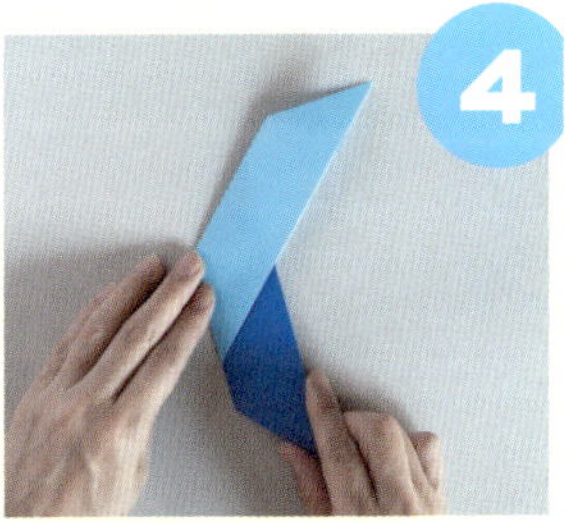
１つめのパーツの間に次のパーツを差し込み、角を合わせて配置する

5
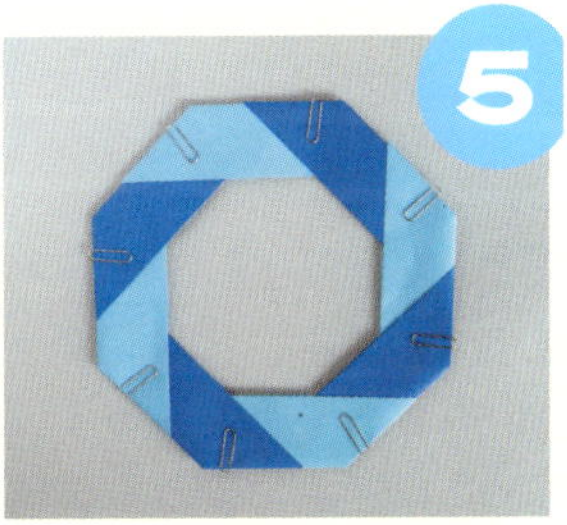
クリップで仮止めしながら、８枚全てを差し込み八角形にする

6
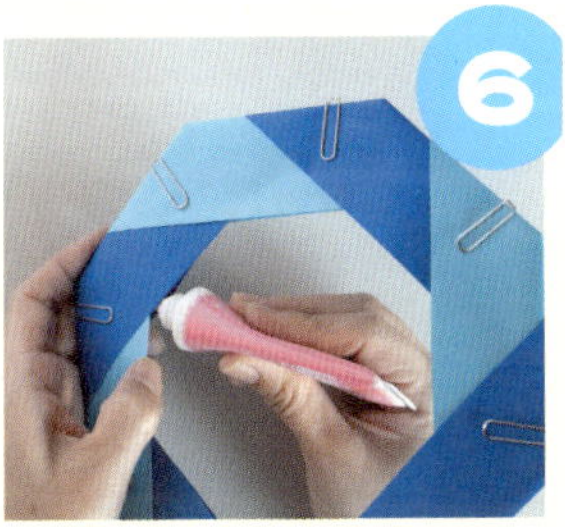
八角形になったら、上下のすきまにボンドをつけ、全てのパーツを貼り合わせる

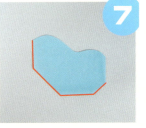

7

池用のおりがみを池の形に切る。下側（赤線）は、リースの形に合わせて切る

8
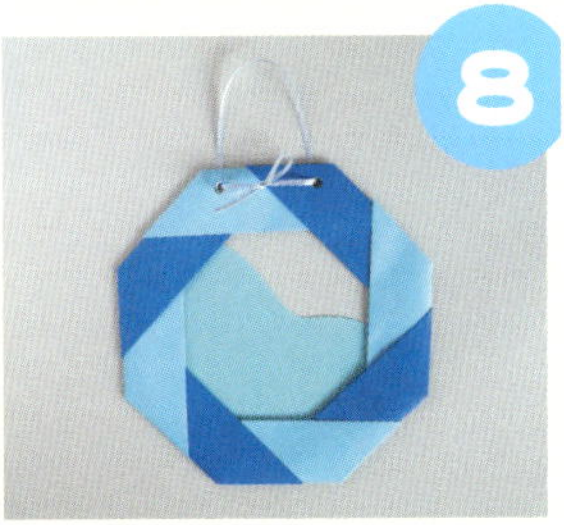
7の紙をリースの裏から貼る。リースの上部に穴を２つあけ、リボンまたは紐を通して結ぶ

9
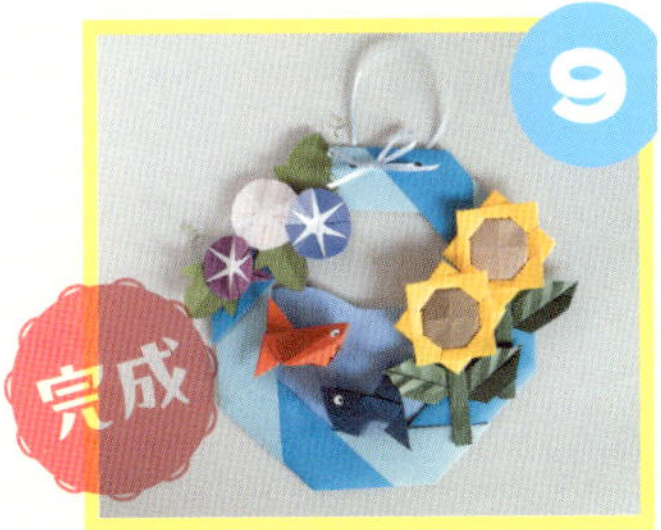

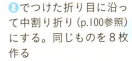

リースの上に、あさがお、ひまわり、風船金魚を貼って完成

迎春

羽子板

材料

おりがみ（13×13cm）…1枚
白い紙（7×15cm）…1枚

道具 カラーペン、黒いペン

16日目

難易度 ★★☆

1

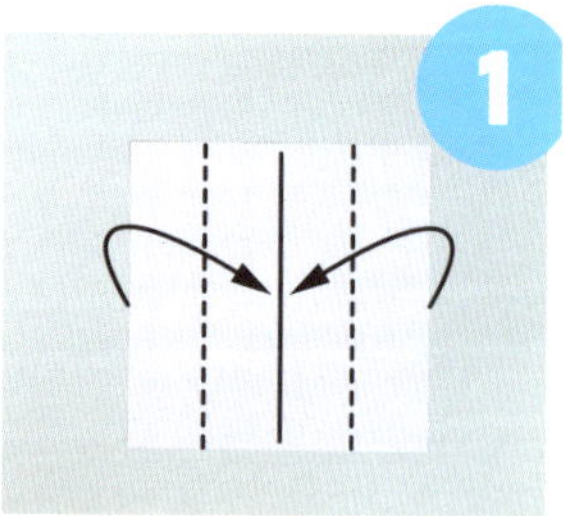

半分に折り目をつけ、両端をその折り目に合わせるように折る

2

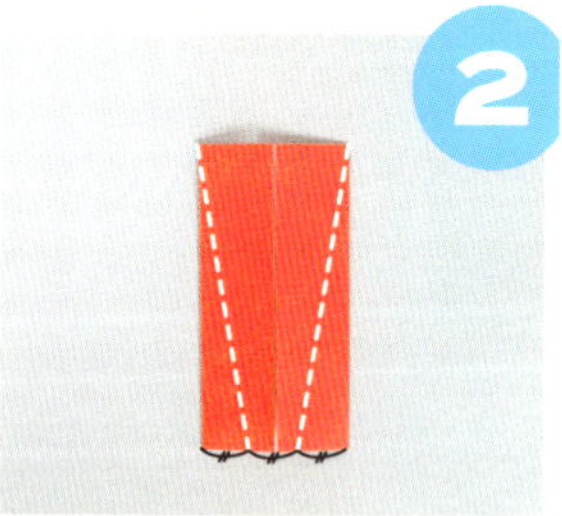

上の左右の角と、下の左右の角から1/3のところを結ぶ線で谷折りにする

3

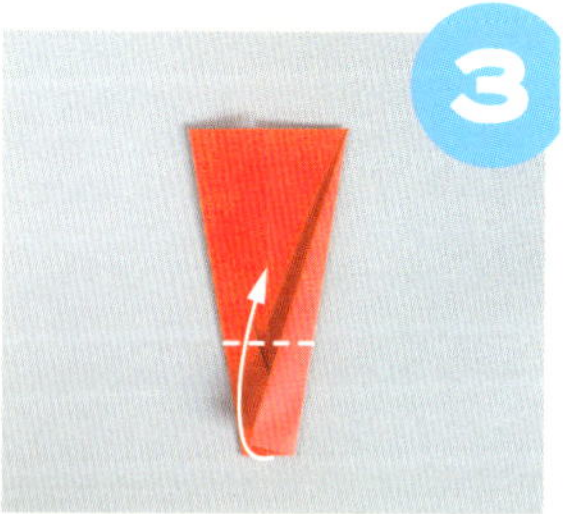

下から1/3くらいのところで、折り上げる

4

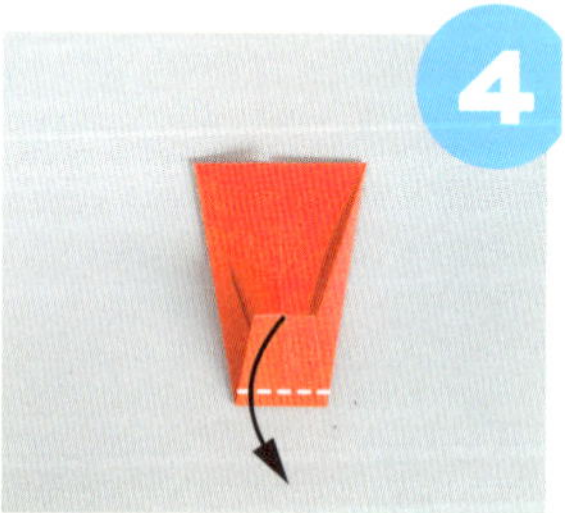

③で折った折り目より少し上から折り返す

5

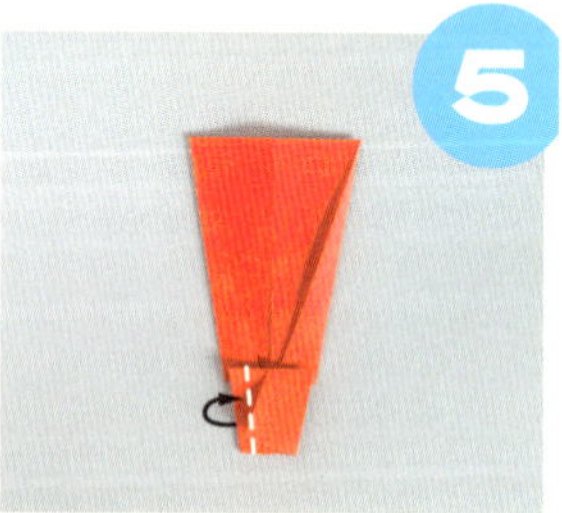

折り返した部分の左の端を少し谷折りにする

6

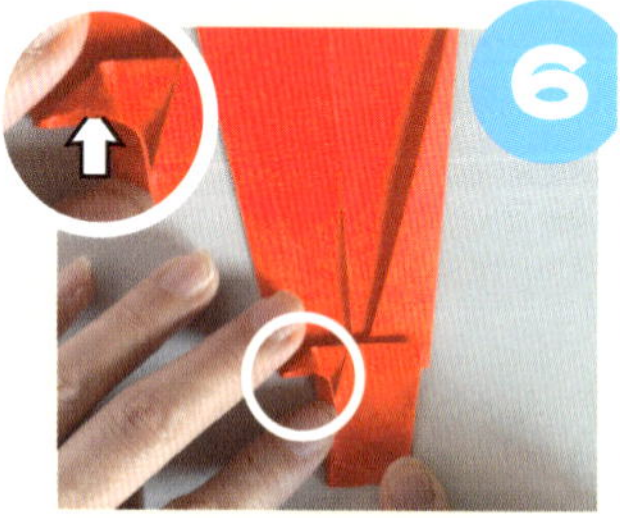

⑤で折った部分の上の三角のところを、内側を開いてつぶすように折る

7

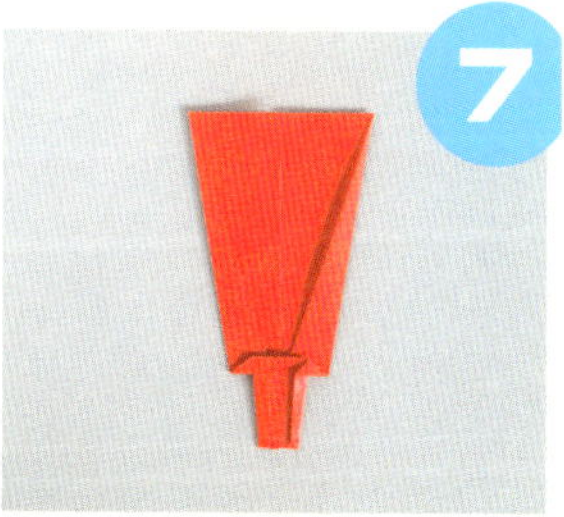

反対側も同様にする

8

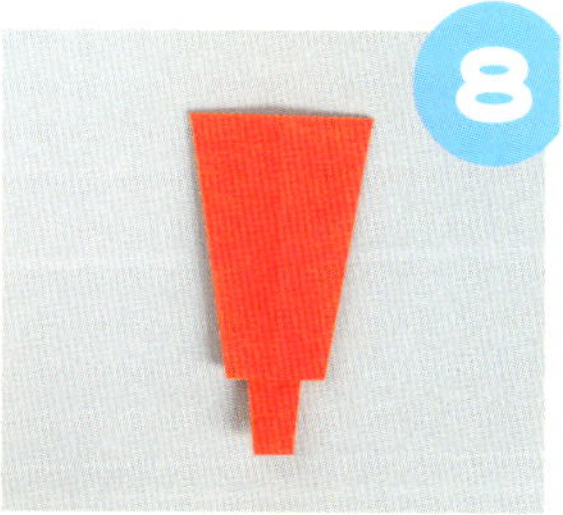

裏返して、羽子板の形の完成

9

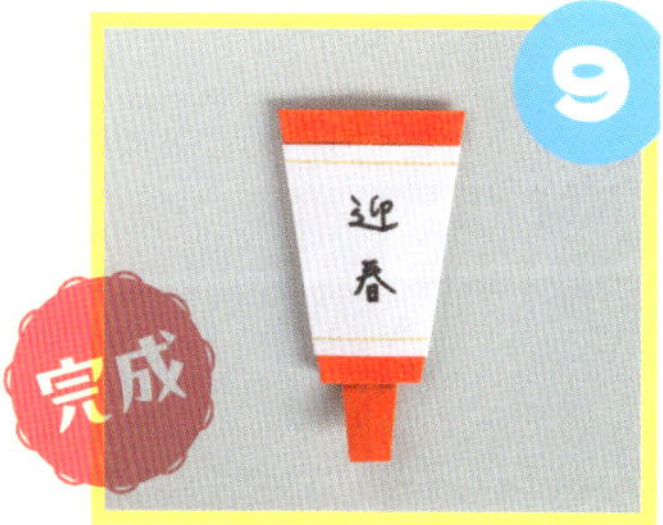

白い紙の上下にカラーペンで線を引き、中央に文字を書く。⑧に巻いて羽子板の完成

迎春

鶴と亀

材料

鶴：おりがみ（15×15cm）…1枚
亀：おりがみ（10×10cm）…1枚

道具　ハサミ

17日目
難易度 ★★☆

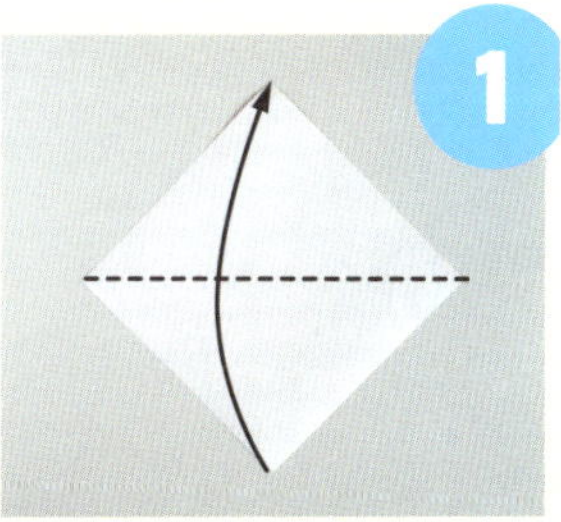

1 鶴を作る。対角線で半分に折る

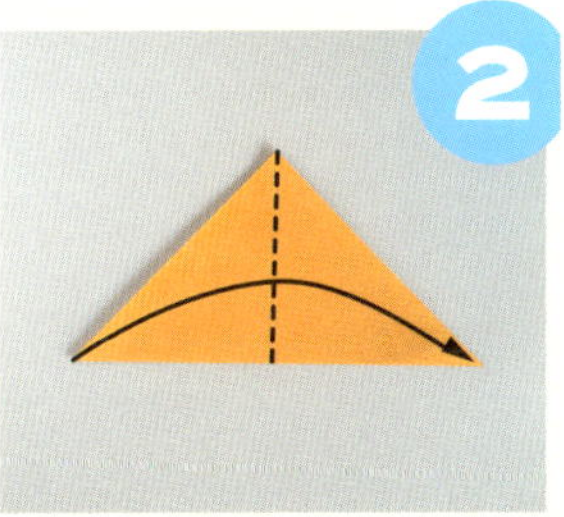

2 さらに、半分に折る

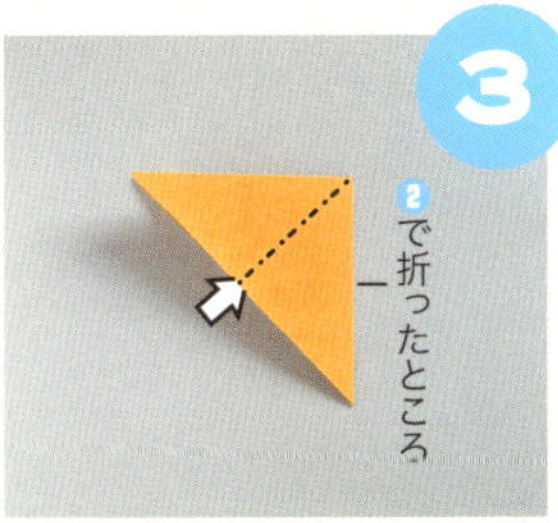

3 180度回転させ、上の紙を山折りにしながら、内側を広げてつぶすように折る（p.99参照）

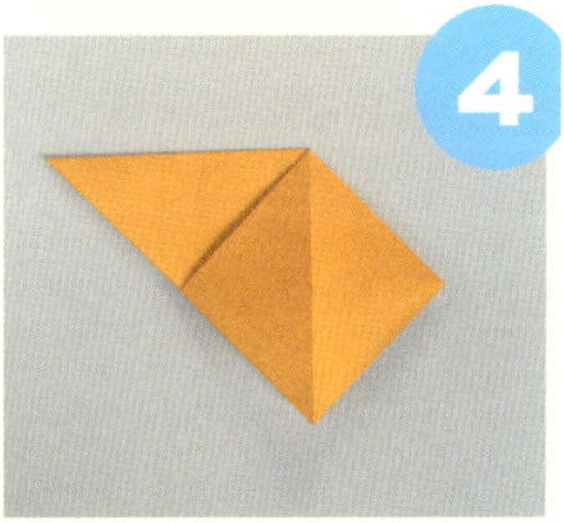

4 このようになる。裏側も同様に、内側を広げてつぶすように折る

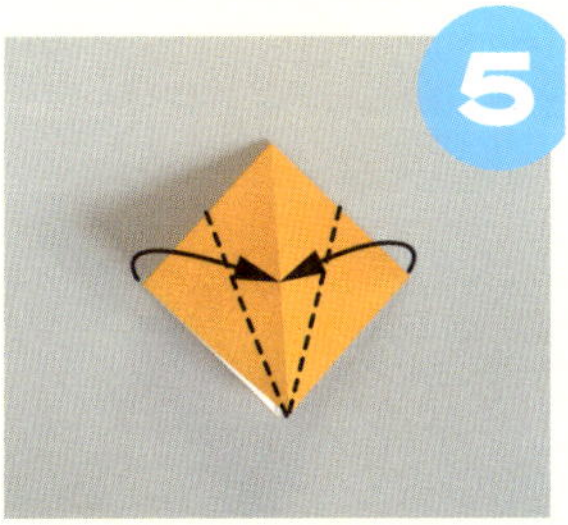

5 四角の下側の左右の端を、中央の折り目に合わせるように折る。裏側も同様に折る

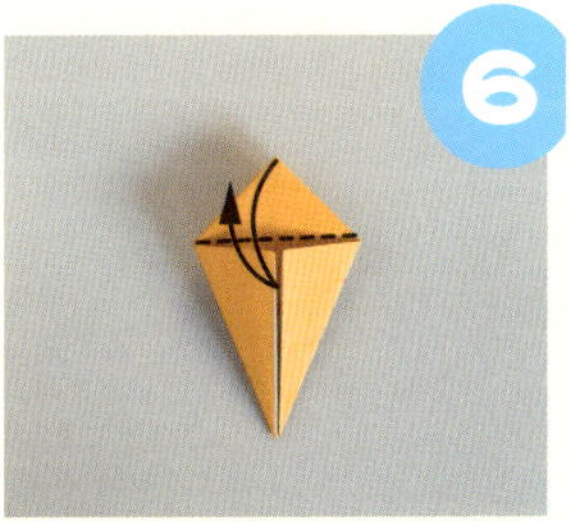

6 上の三角の部分を折り下げて、折り目をつける

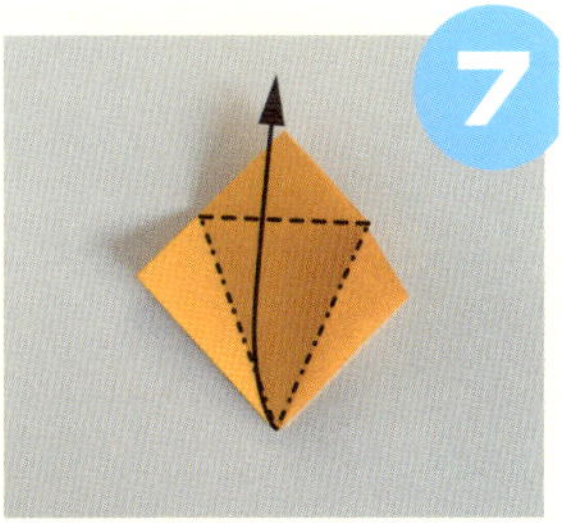

7 5でつけた折りを開き、下の角を持ち上げながら内側を開く

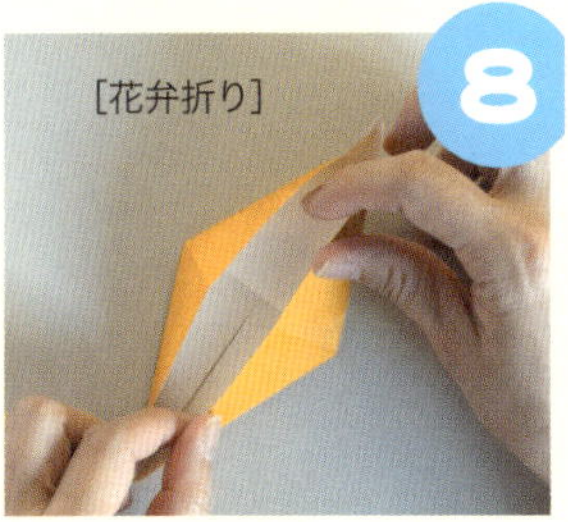

8 5、6でつけた折り目に沿って、つぶすように折る（p.100参照）。裏側も同様に折る

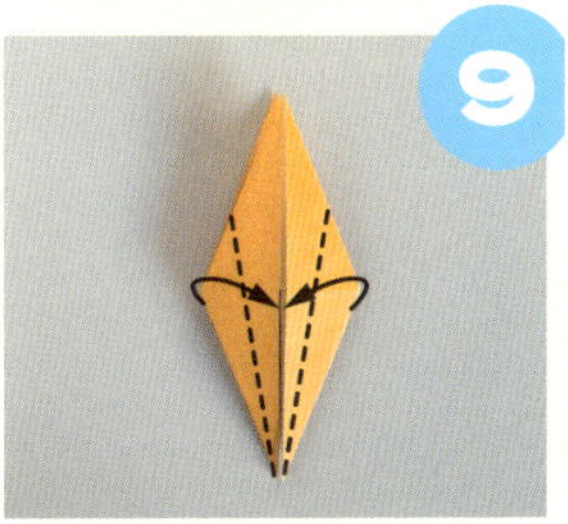

9 下側の両側の端を、中央に合わせるように折る。裏側も同様に折る

次ページへ

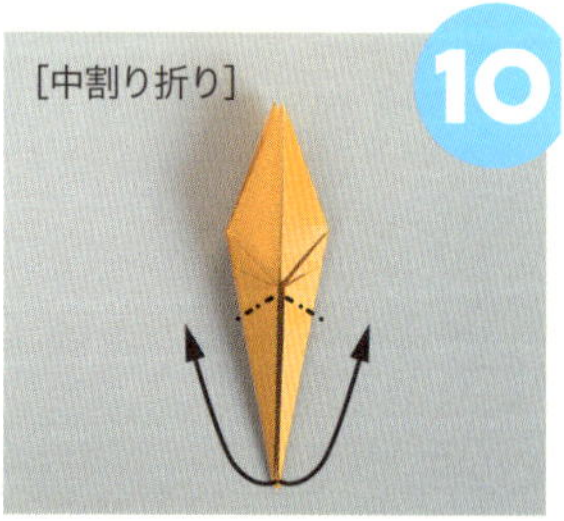

下側の部分を、左右それぞれ中割り折りにし、折り上げる（p.100参照）

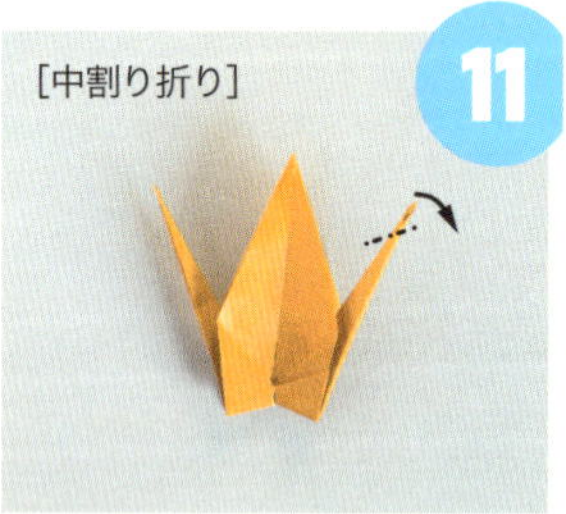

⑩で折り上げた部分の一方の先を少し中割り折りにする

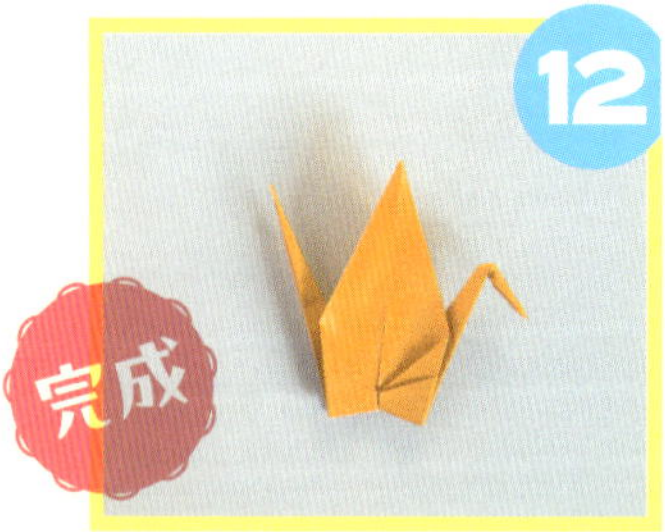

鶴の完成

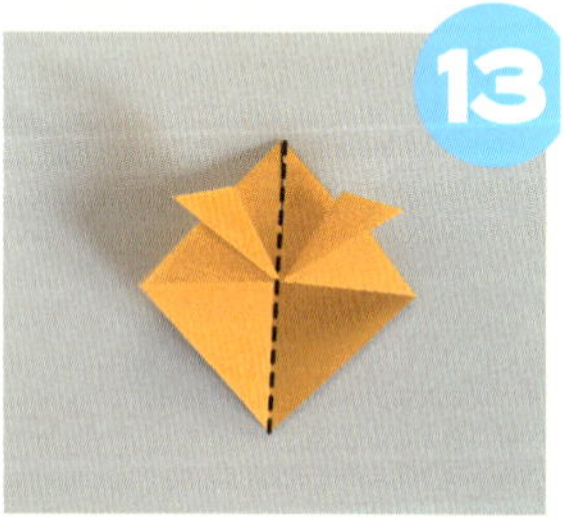

亀を作る。前半は、「かぶと」(p.108) の④までと同じ。縦に半分の折り目をつける

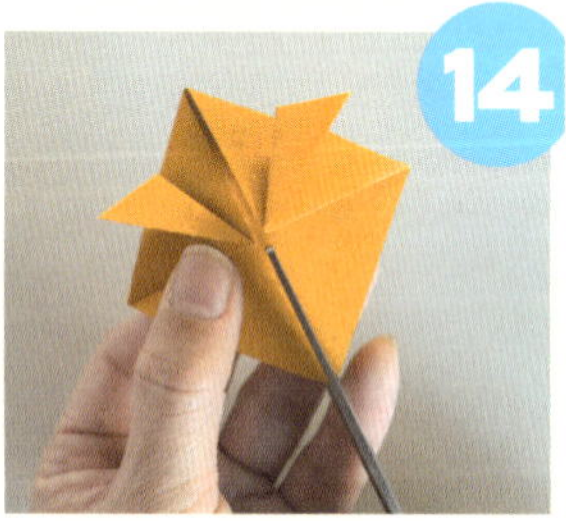

上の1枚だけ、中央の折り目に沿って、真ん中までハサミで切り込みを入れる

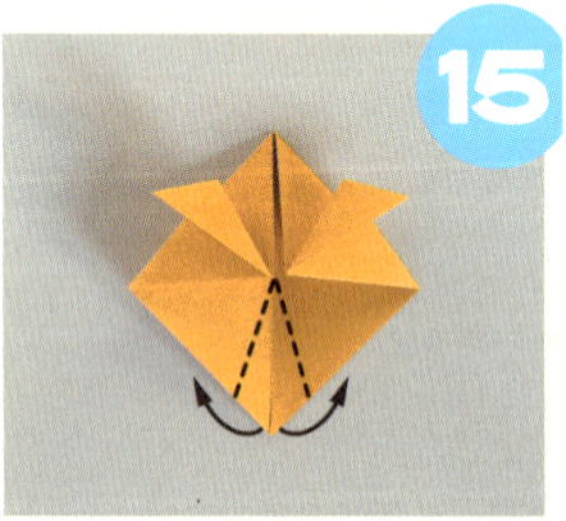

切り込みを入れたところを、外側に向けて斜めに谷折りにする

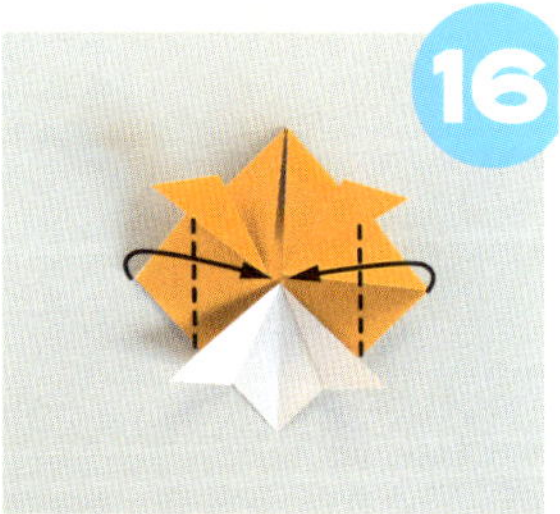

左右の角を、中心に合わせるように折る

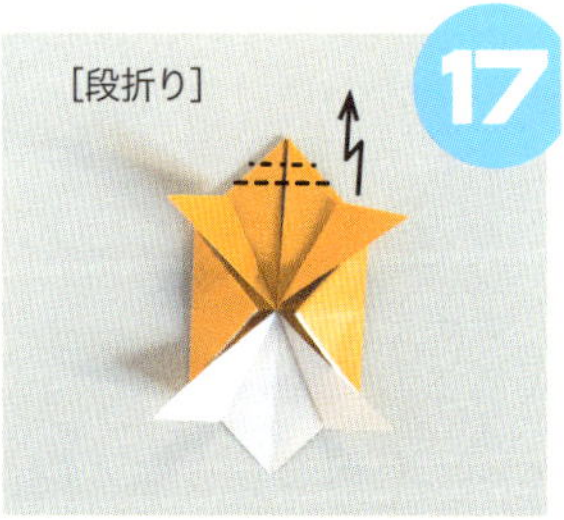

⑯で上になっているほうの先を、段折り(p.100参照)にする

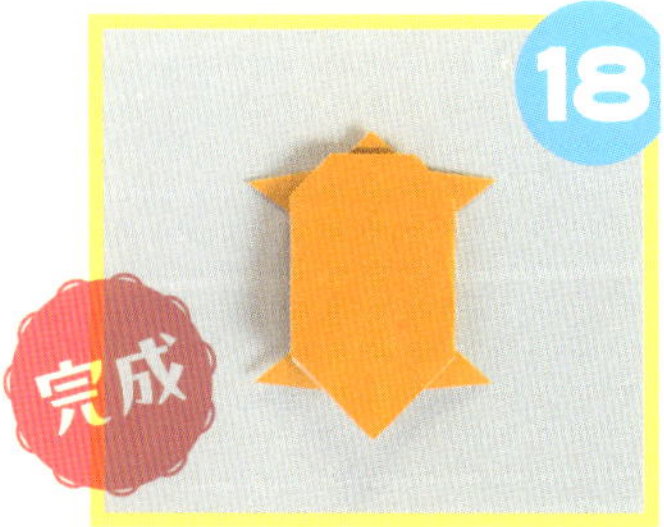

裏返し、亀の完成

迎春

椿

材料　3つ分

花：おりがみ（10×10㎝）…色違いで3枚
葉っぱ：おりがみ（5×5㎝）…3枚

18日目

難易度 ★★★

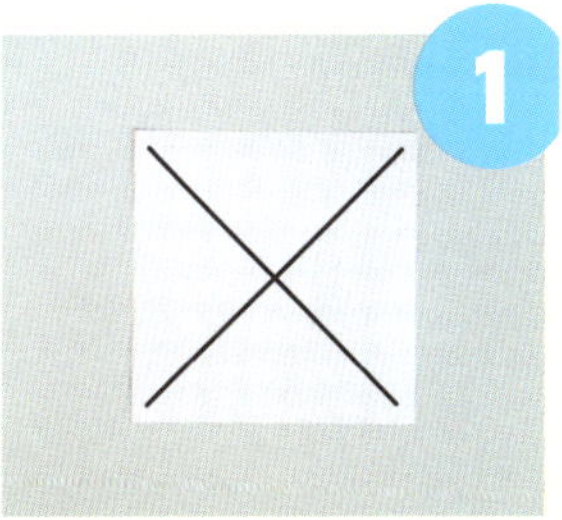

対角線で折り、折り目をつけて開く

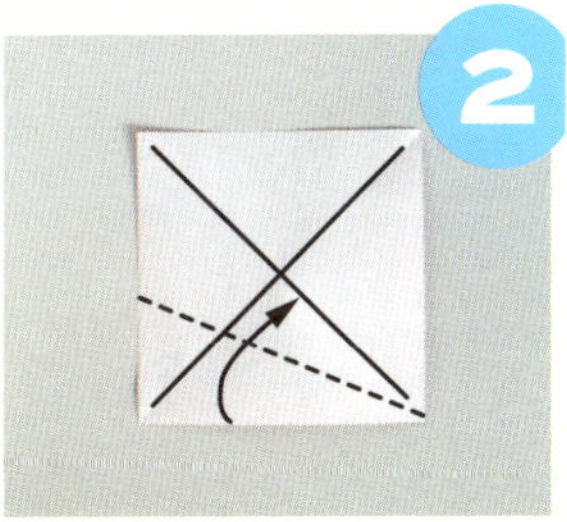

下の端を❶でつけた折り目に合わせるように斜めに折る

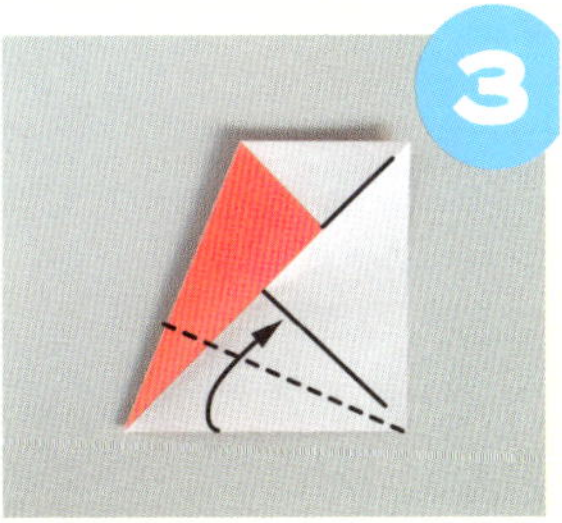

紙を90度回転させ、❷と同様に、❶でつけた折り目に合わせるように斜めに折る

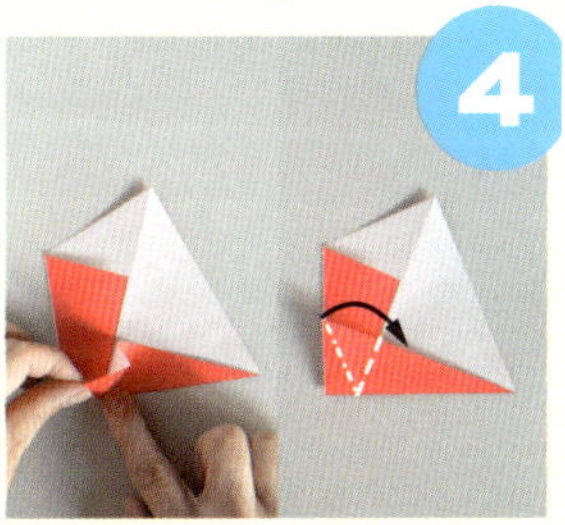

左下の角をつまみ、内側を広げてつぶしながら、❸で折った部分の端に合わせて折る

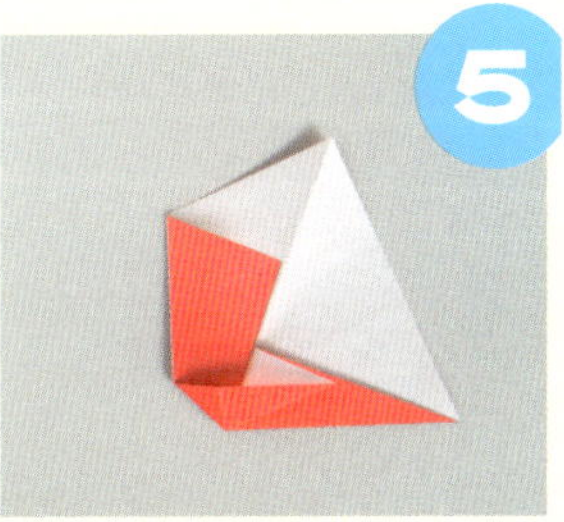

このようになる

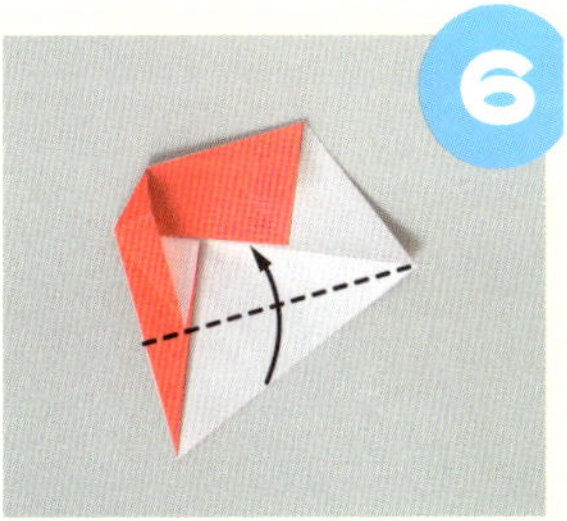

紙を90度回転させ、❶でつけた折り目に合わせるように斜めに折る

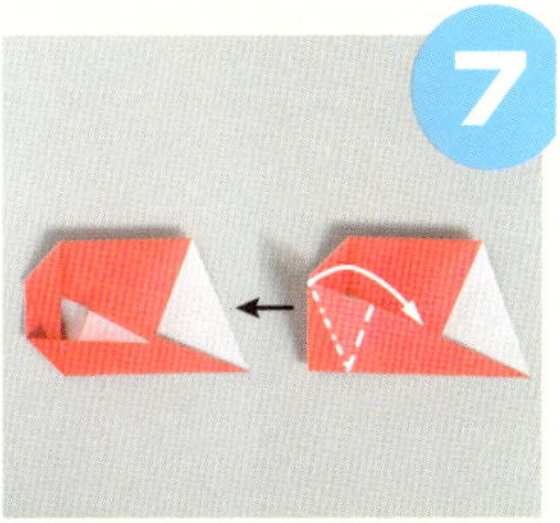

❹と同様に、左下の角をつまみ内側を広げながらつぶすように折る

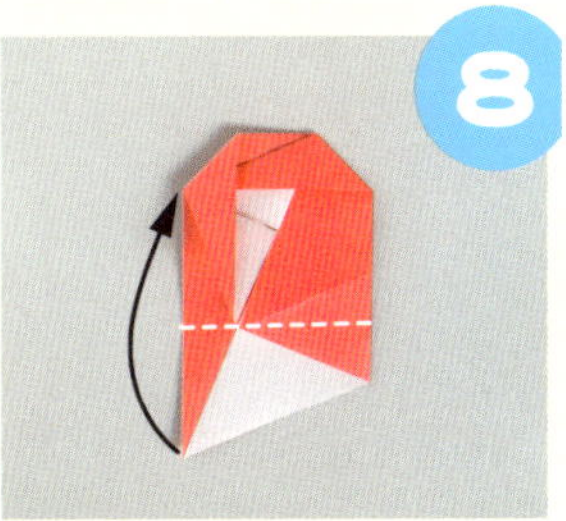

紙を90度回転させる。左下の角を、左上の角に合わせるように折り上げる

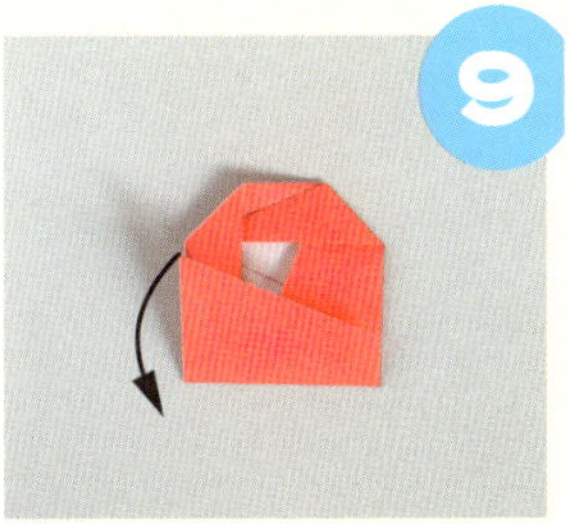

❽で折った折り目を一旦開く。180度回転させる

次ページへ

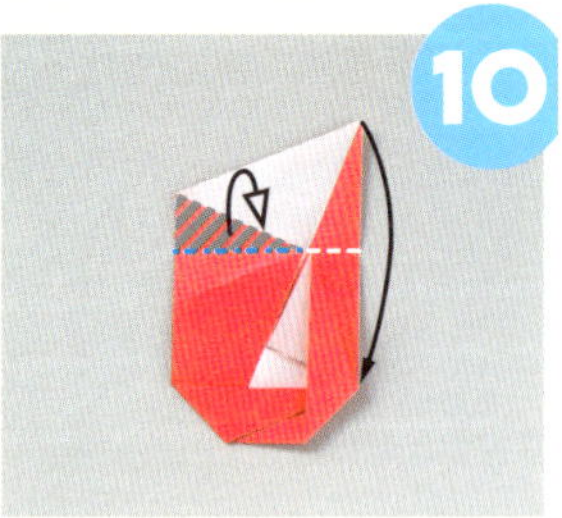

青線を山折りにし、斜線部分を内側に折り込みながら、右上の頂点が右下の角に合うように折り下げる

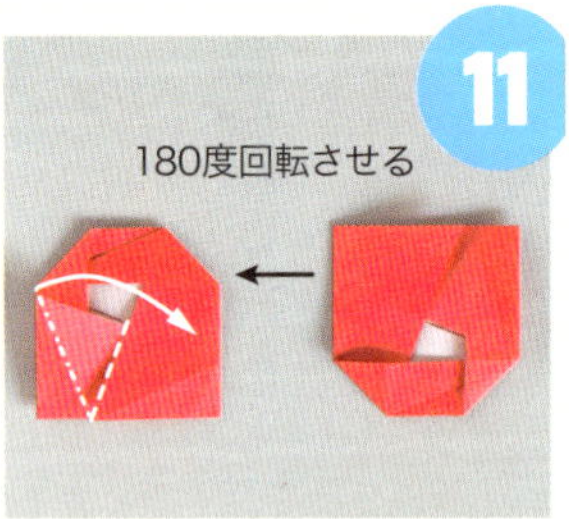

折り込んだら、180度回転させ、④と同様に左下の角をつまみ内側を広げてつぶすように折る

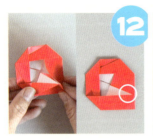

⑪で折った先を、右側の部分の内側に入れ込む

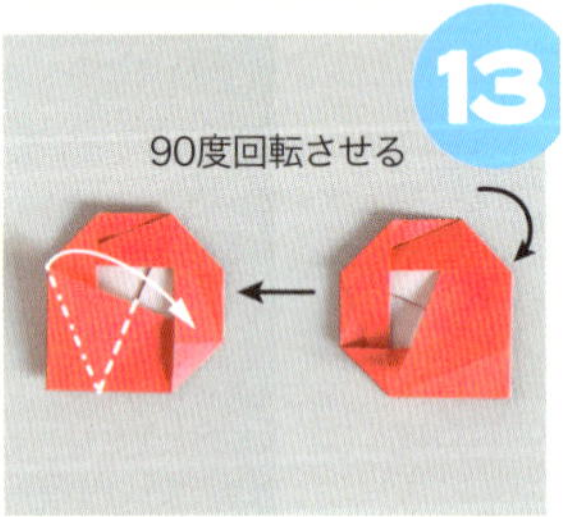

90度回転させ、今までと同様に、左下の角をつまみ内側を広げてつぶすように折る

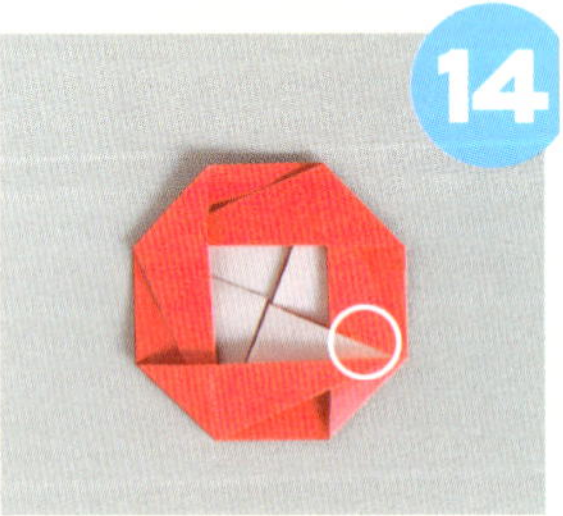

⑬で折った部分の先を、右側の部分の内側に入れ込む

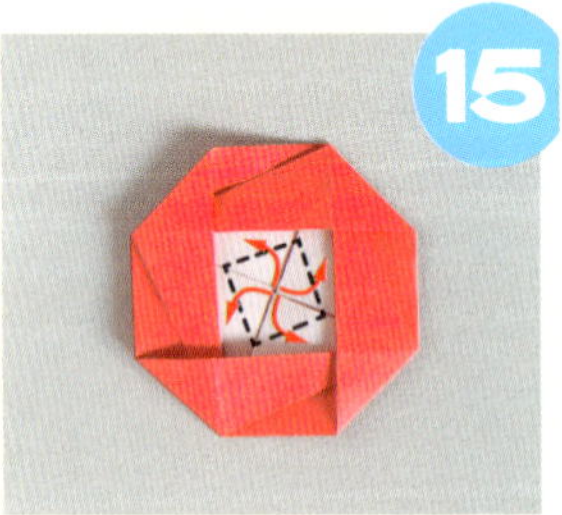

中央の三角の部分を折り上げる

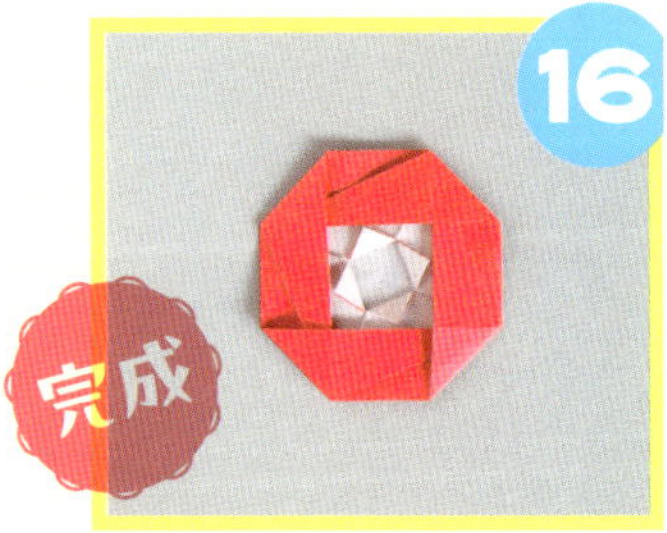

椿の花の完成。色違いで全部で３つ作る

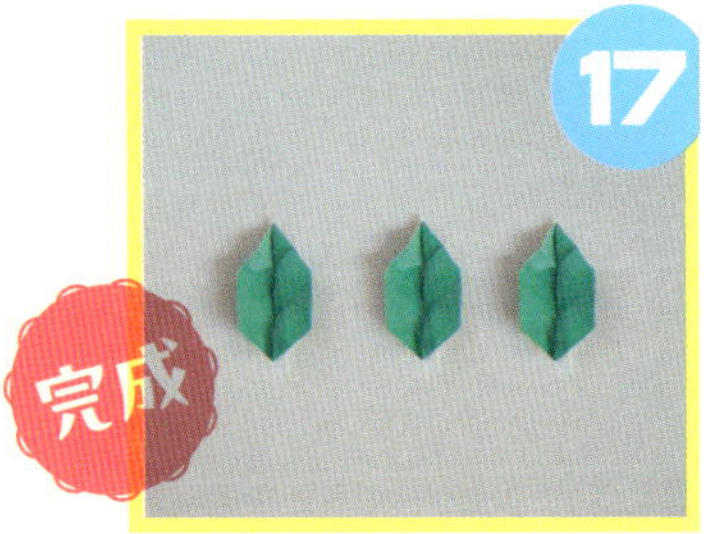

葉っぱを３枚作る

※葉っぱの作り方は、ひまわりと同じ（p.120参照）

迎春

扇／仕上げ

材料
画用紙黒（A4サイズ）…2枚
おりがみ（1×6㎝）…1枚

道具 紙用ボンド

19、20日目
難易度 ★☆☆

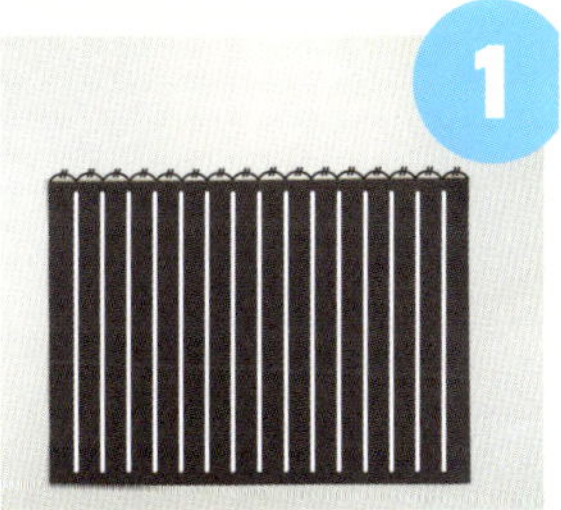
1
A4の黒い画用紙を半分、半分と折っていき、16等分に折り目をつける

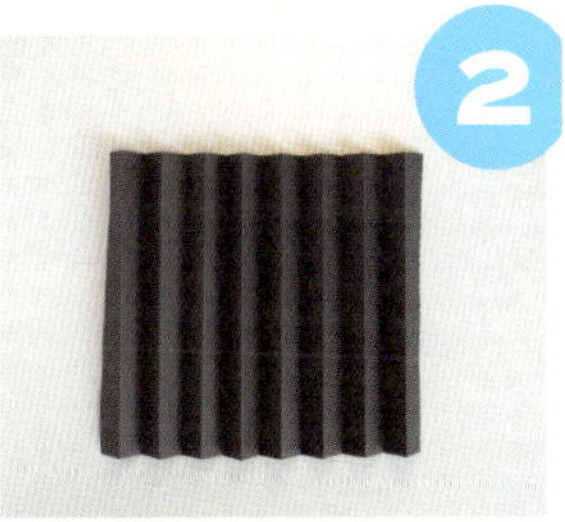
2
❶でつけた折り目を、谷折り、山折りと交互にし、蛇腹折りにする

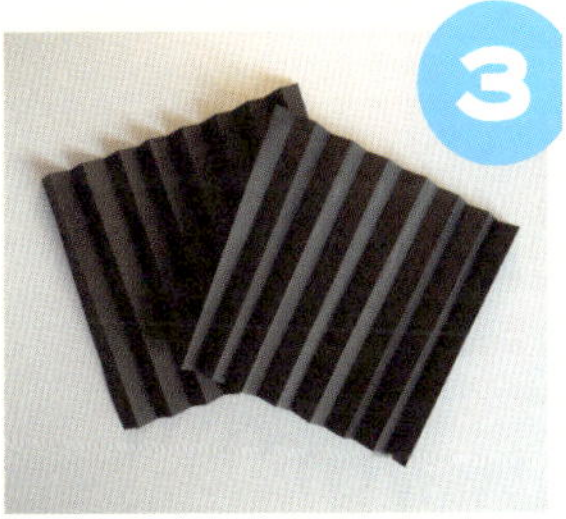
3
同じものを2枚作る

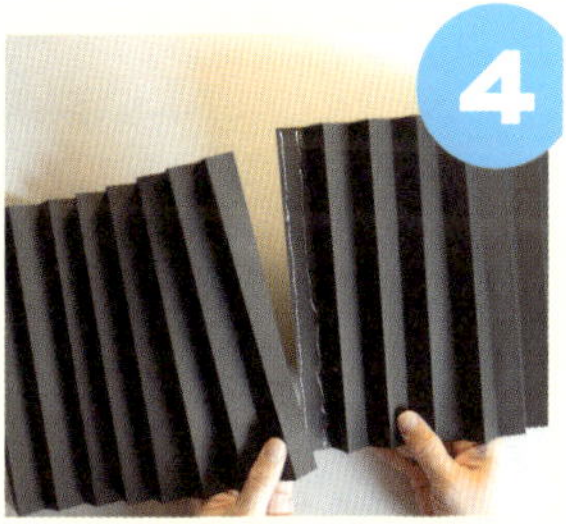
4
端を重ねて、ボンドで貼り、2枚を横につなぐ

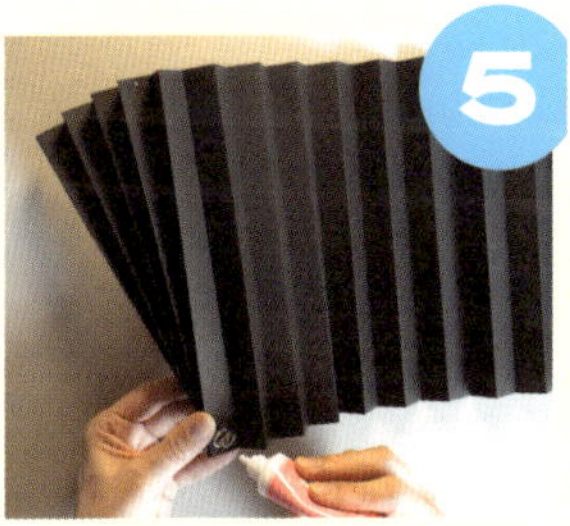
5
下側の折り目の間にボンドをつけ、留めていく

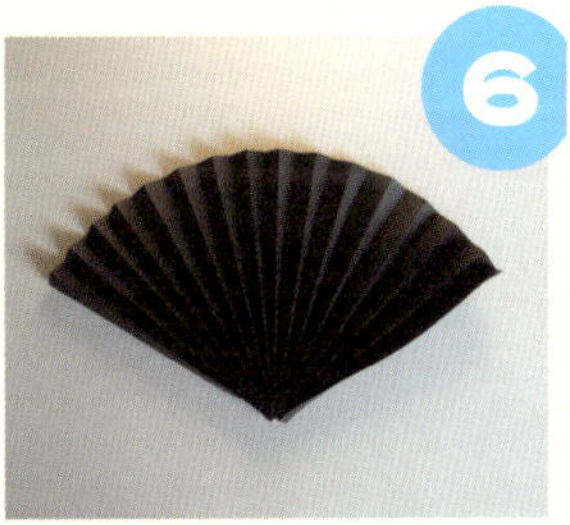
6
扇形になる

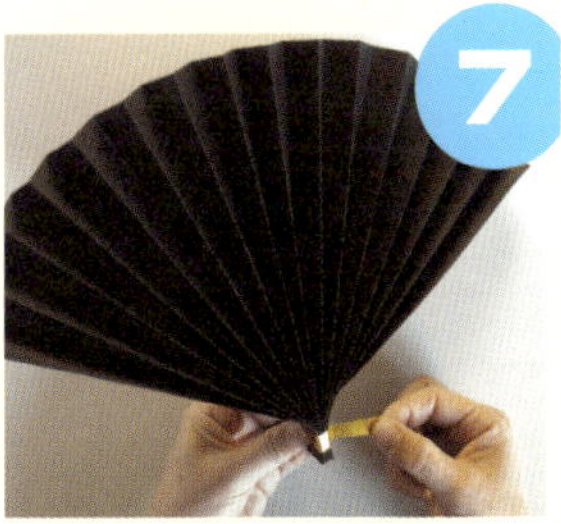
7
細く切ったおりがみを❺で留めたほうの周りに巻き、ボンドで留める

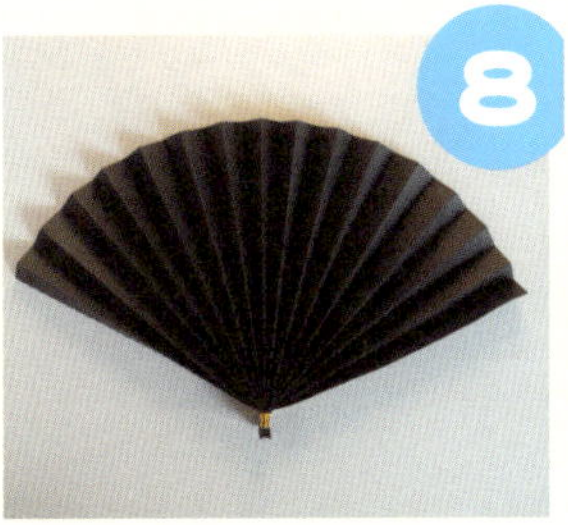
8
扇の完成

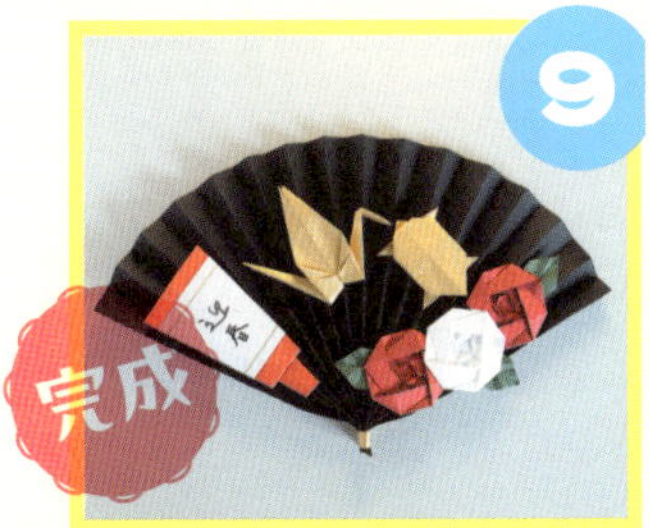

9
椿や鶴、亀、羽子板を配置し、ボンドで貼って完成

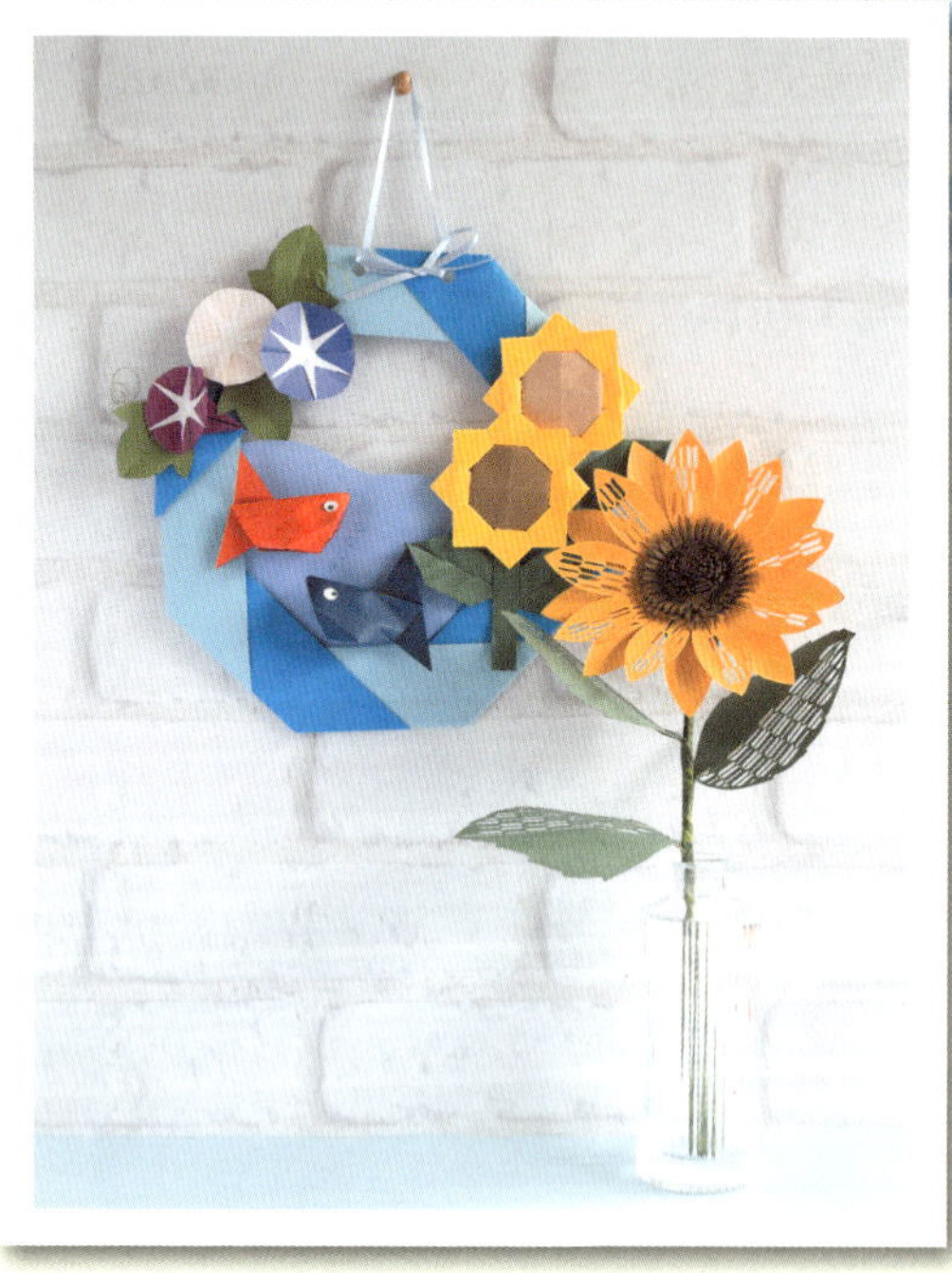

夏のリース

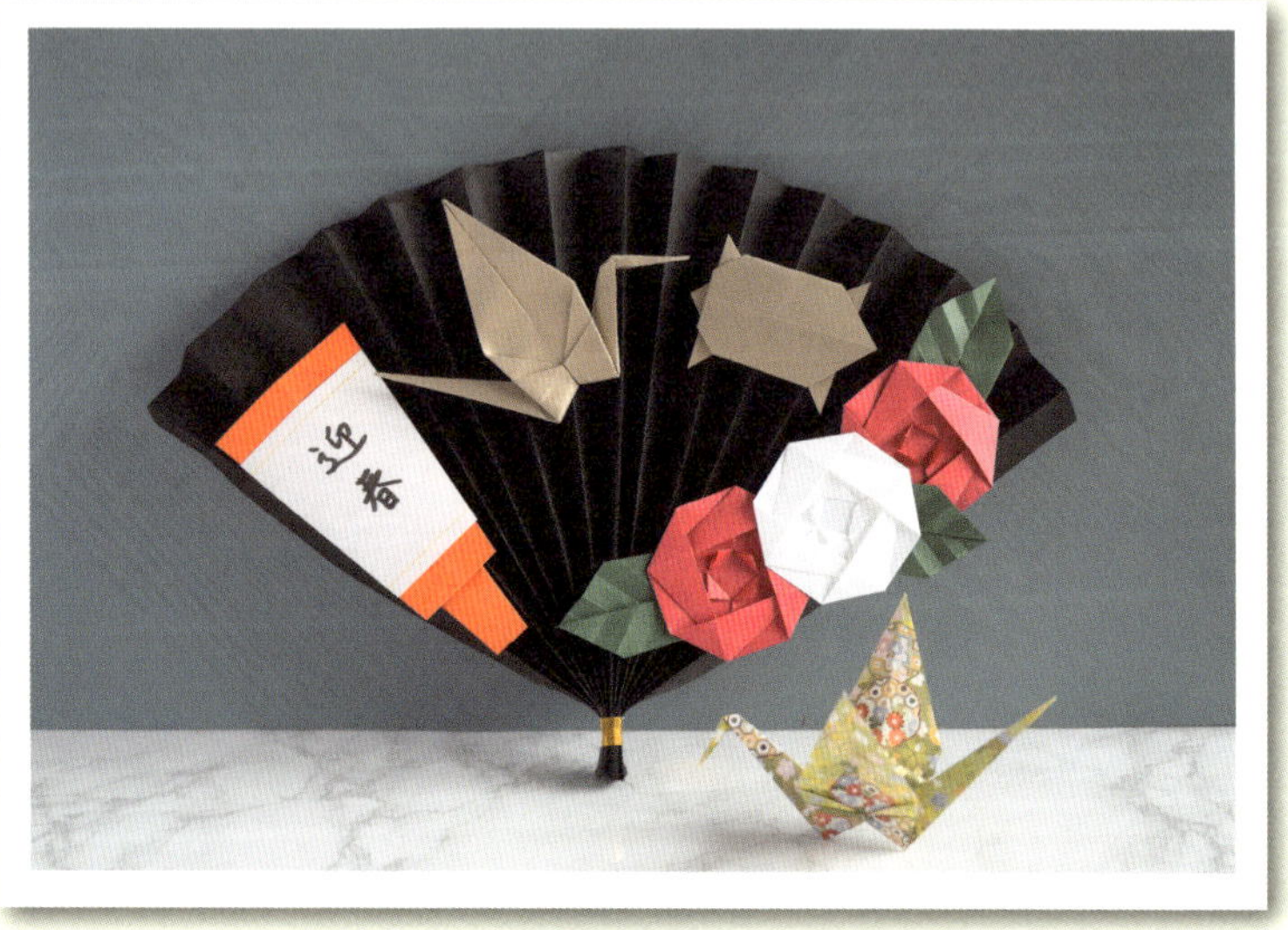

迎春

レベル
3

季節の花の
ブーケを贈ろう

これまでの折り方を応用し、
立体的な難易度の高い作品に挑戦します。
必要な本数を作り、ブーケにして
大切な人へ贈りましょう

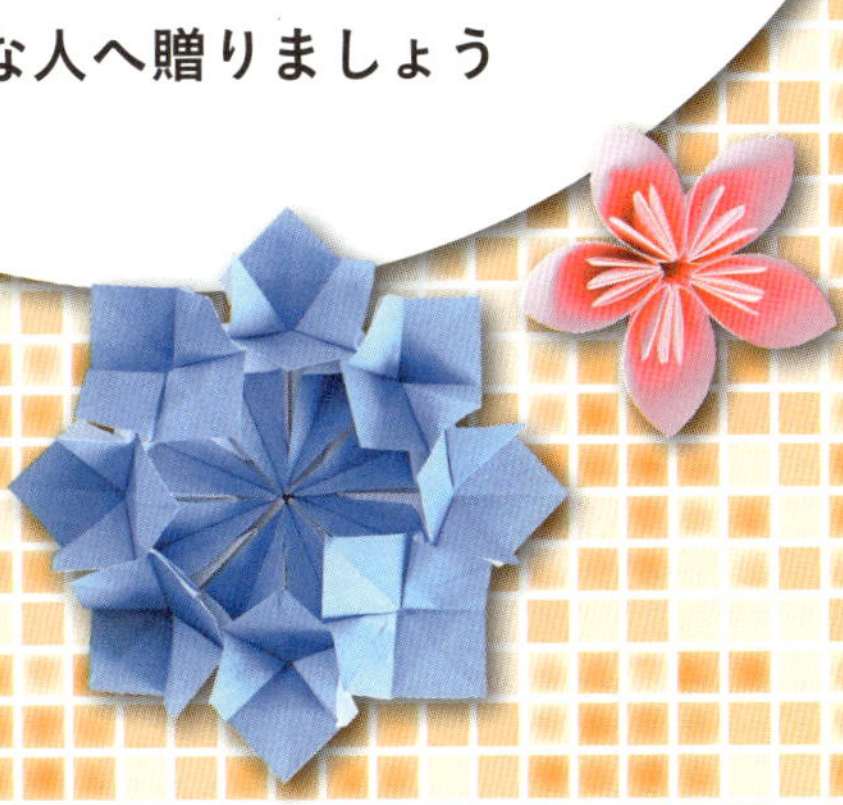

フラワーブーケ

桃の花(大)

材料 1つ分
おりがみ(7.5×7.5cm)…5枚
※26〜30日目に追加で2つ作る

道具 紙用ボンド

21日目
難易度
★★☆

1

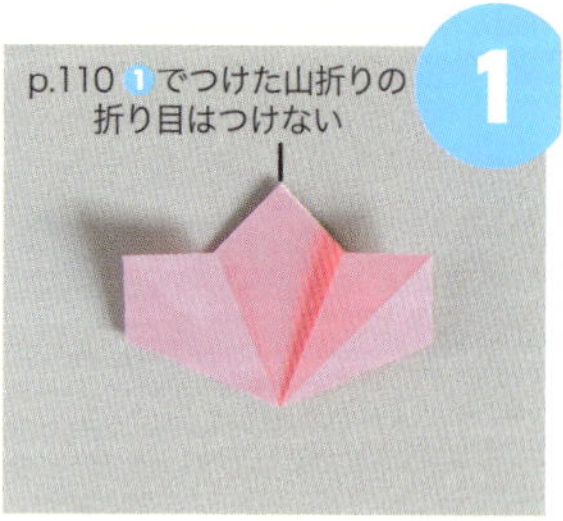
p.110 ❶でつけた山折りの
折り目はつけない

「あやめ」(p.110)の花を作り、写真の向きにする(❶の写真左側の山折りの折り目はつけなくてよい)

2

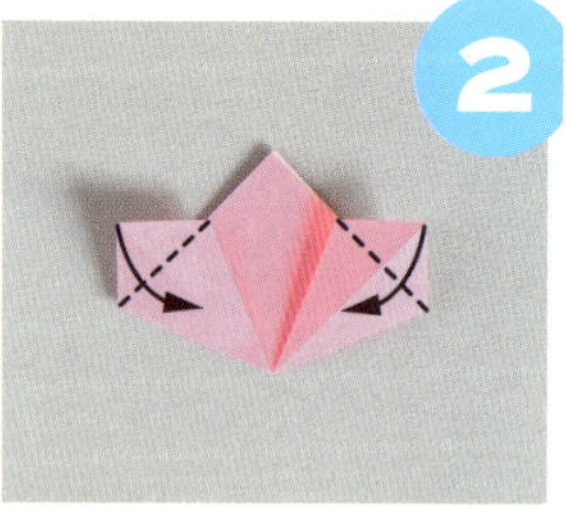

左右それぞれ上の角を谷折りにする

3

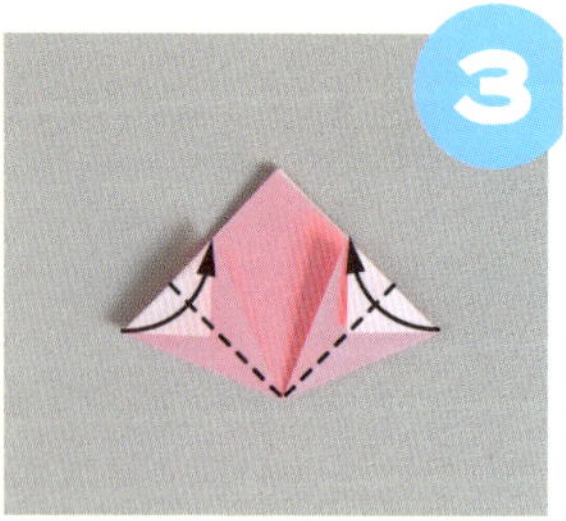

❷で折った部分の角と角を合わせるように谷折りにする

4

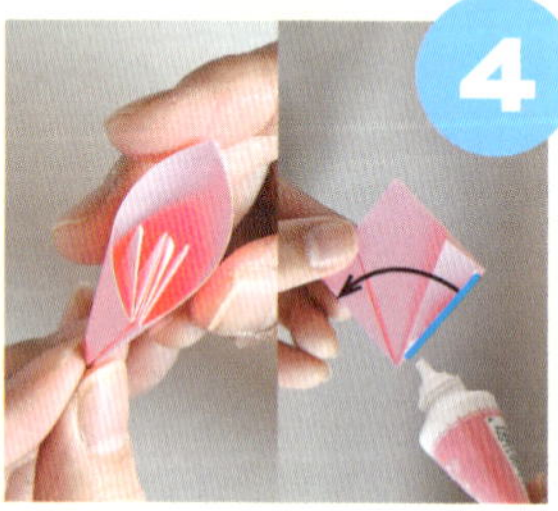

水色の線のところにボンドをつけて、左右の端と端を合わせるように丸めて貼る

5

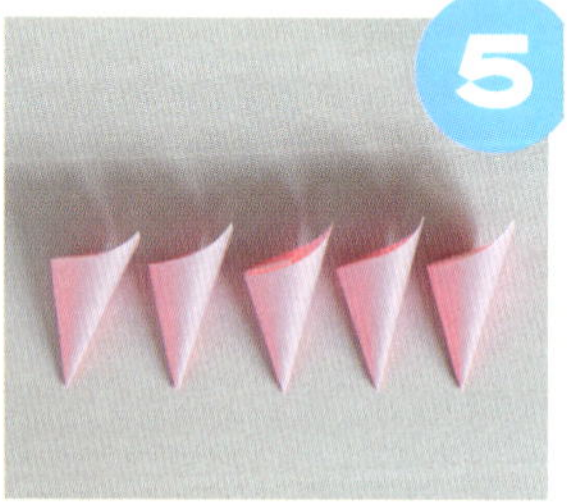

同じものを全部で5つ作る

6

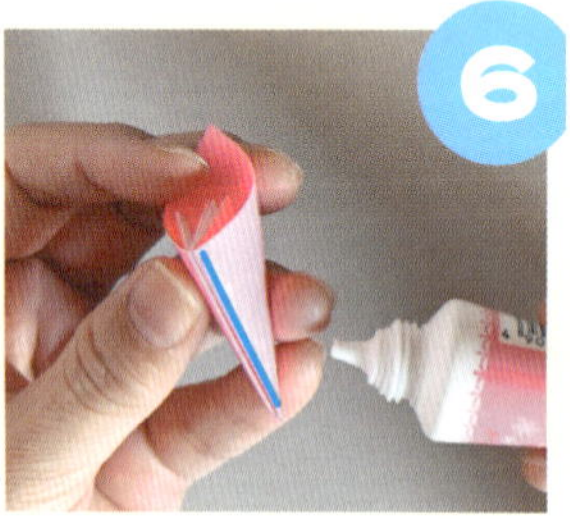

水色の線のところにボンドをつける

7

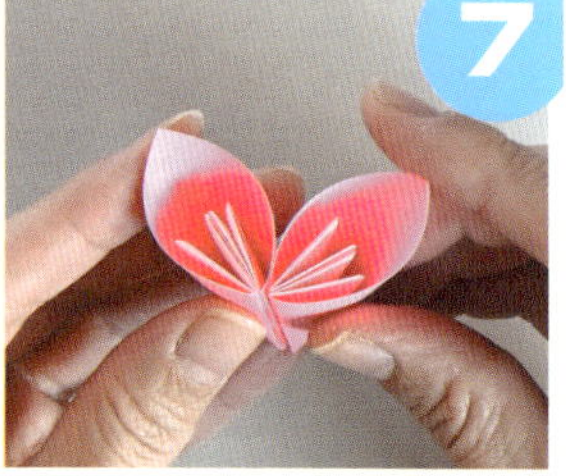

ボンドをつけたところにもう1つのパーツを貼る

8

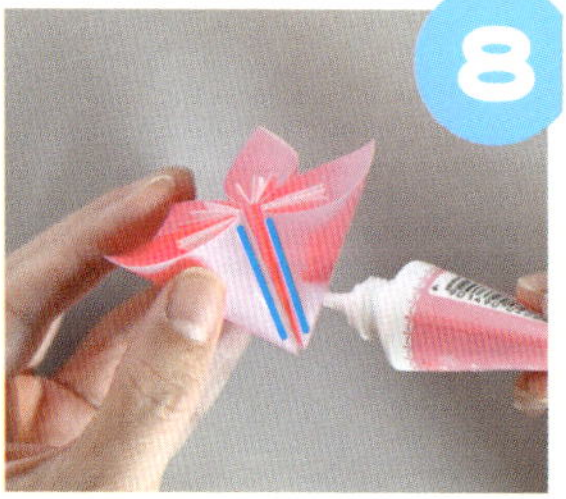

さらに3つ目と4つ目を同様に貼ったあと、2カ所にボンドをつける

9 完成

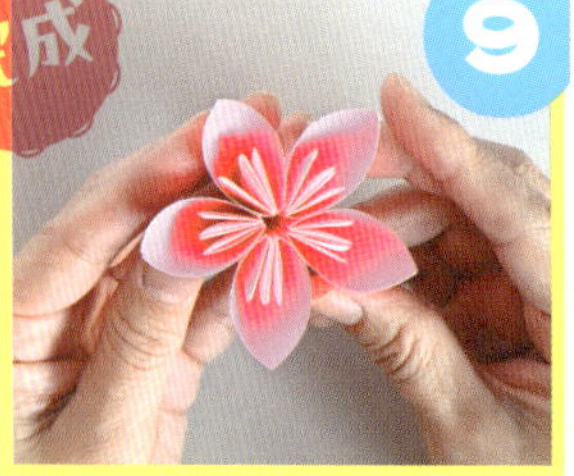

最後の1つを貼って完成。26〜30日目に追加で同じものを2つ作る

フラワーブーケ

あじさい

材料 1つ分

花：おりがみ（5×5㎝）…8枚
中心部分：おりがみ（10×10㎝）…1枚
※26～30日目に追加で1つ作る

道具 紙用ボンド

22日目
難易度 ★★☆

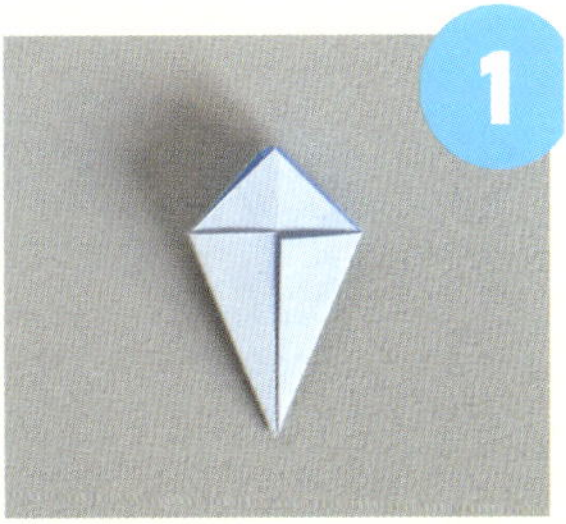

花用のおりがみで「あさがお」(p.116) の❺まで作る

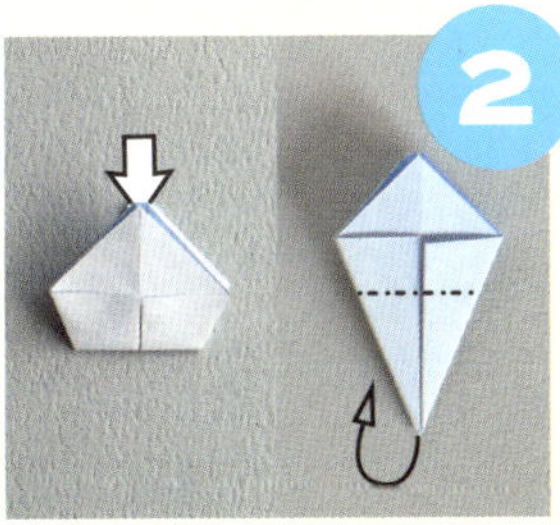

上下の角を合わせるように山折りにし、矢印の内側に指を入れて広げる

左右の花びらを開き、軽くつぶすように折る。同じものを全部で８つ作る

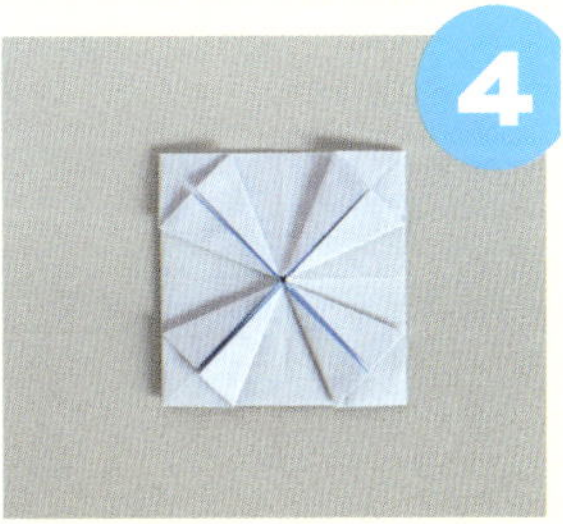

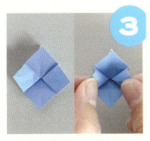

中心部分用のおりがみで、表を上にして「ひまわり」(p.118) の❾の谷折りをしたところまで作る

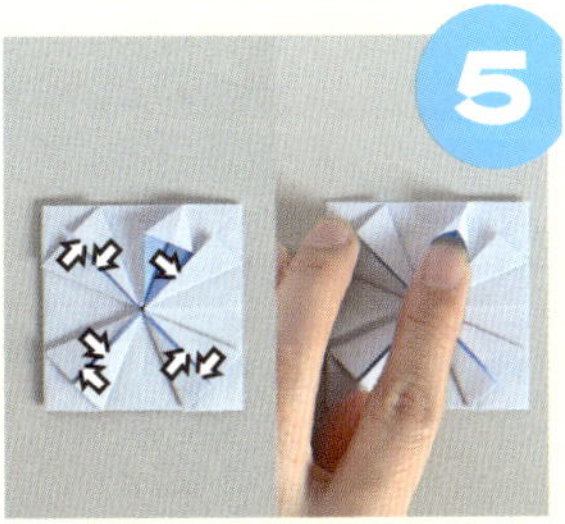

矢印の内側を広げてつぶすように折る（８カ所）(p.99参照)

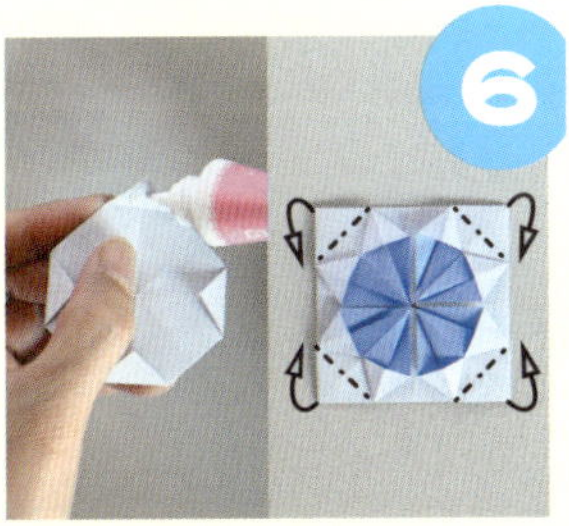

折り線で山折りにし、裏返して折った部分４カ所をボンドで留める

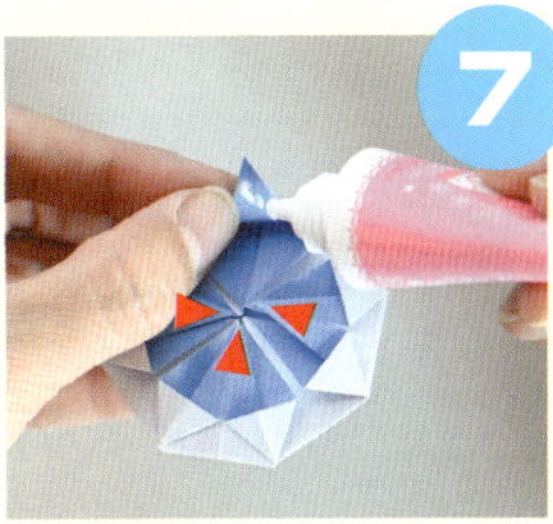

表に戻し、赤い三角部分の裏側をボンドで貼る（４カ所）
※❽で花が入れやすくなる

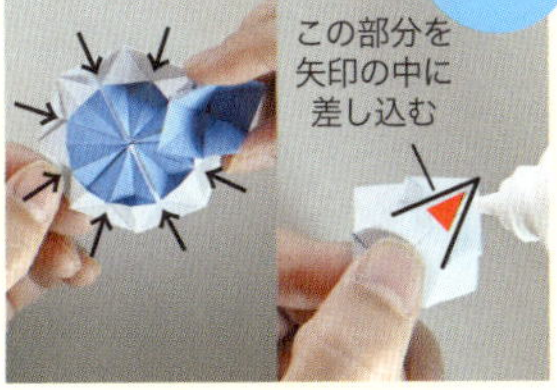
8
この部分を
矢印の中に
差し込む

❸の花の裏の赤い三角部分にボンドをつけ、左右をすぼめて矢印の方向に差し込むように貼る

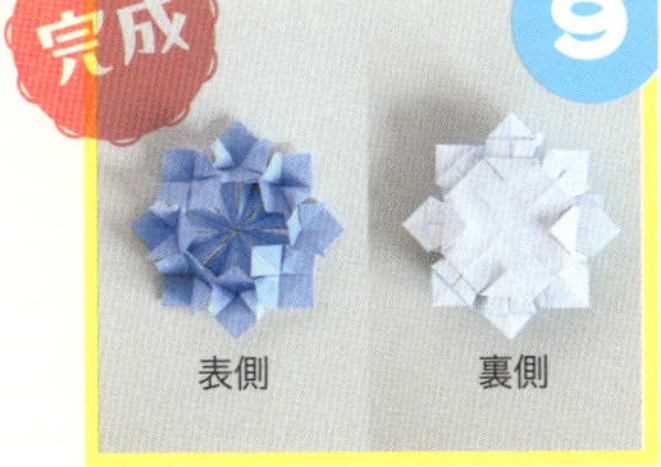
完成
9
表側
裏側

全部貼ったら完成。26～30日目に追加でもう１つ作る

フラワーブーケ

つりがねそう

材料 1つ分

おりがみ(10×10cm)…1枚

※26〜30日目に追加で2つ作る

道具 丸箸などの細い棒

23日目

難易度 ★★☆

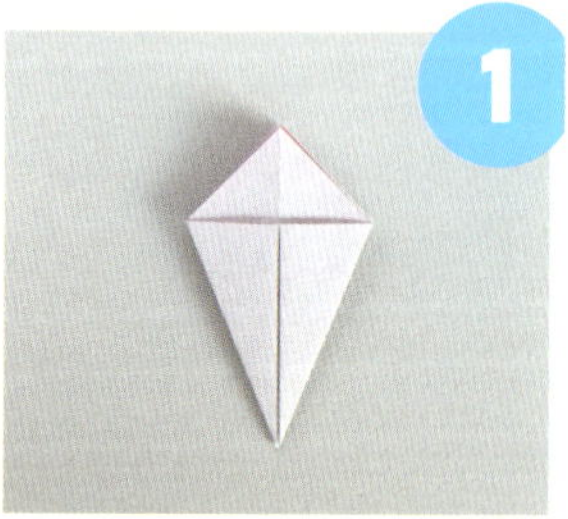

「あさがお」(p.116) の❺まで作る

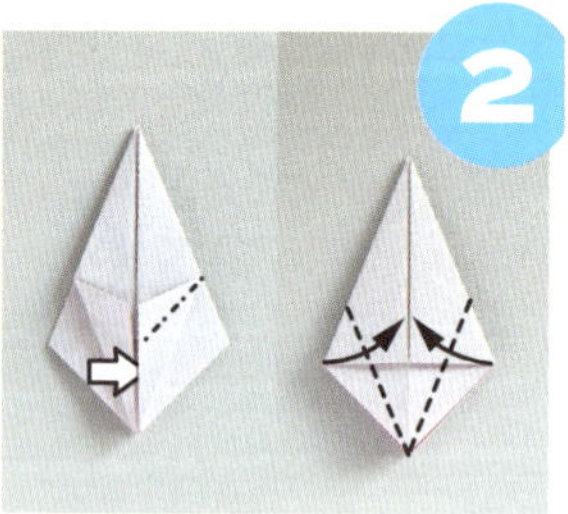

180度回転させて、上の1枚を折り線の通りに左右を谷折りにし、矢印の内側を立てる

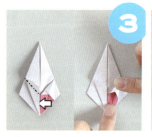

指を入れて折り線に従ってつぶすように折る(p.99参照)。左側も同様に折る

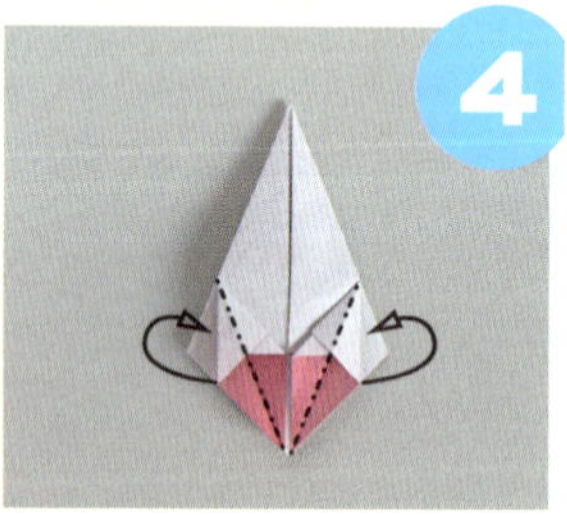

左右の角を折り線で内側に山折りにする

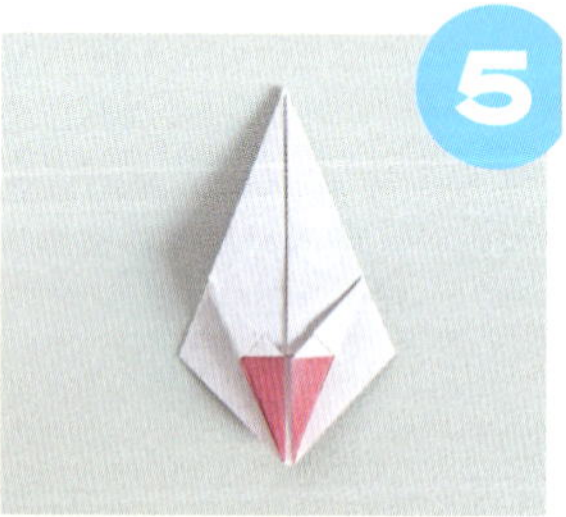

裏側も❷〜❹と同様に折る

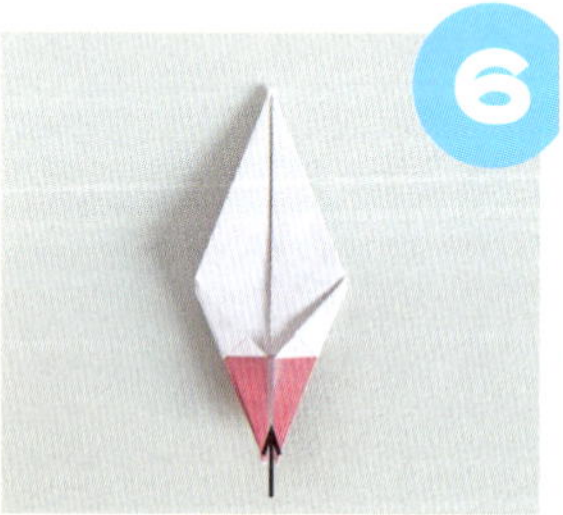

矢印の内側に指を入れてふくらませる

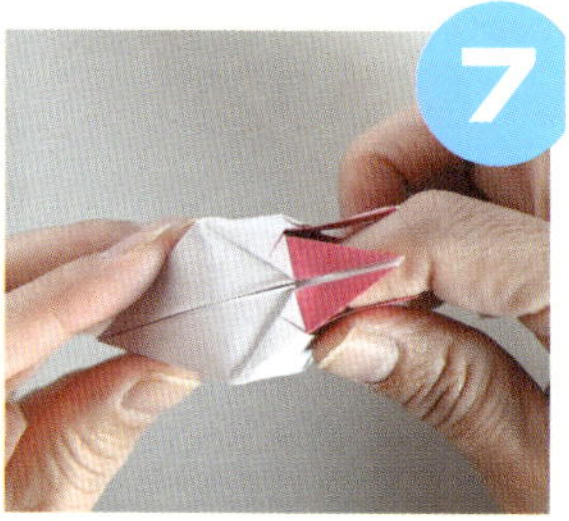

ふくらませる際に、折った部分が崩れないように注意する

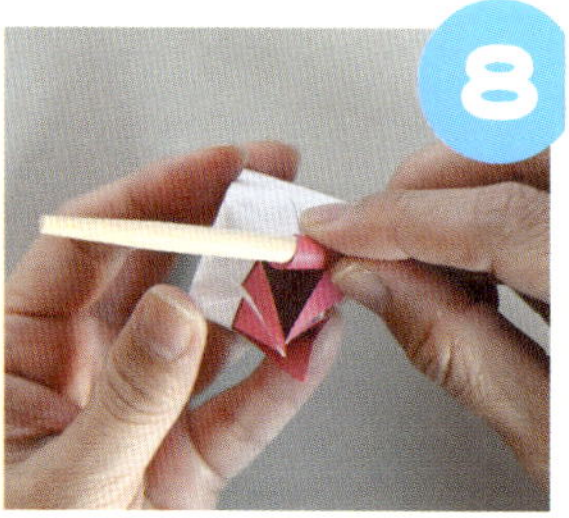

先の尖った部分を丸箸などに巻き付けるようにしてカーブさせる

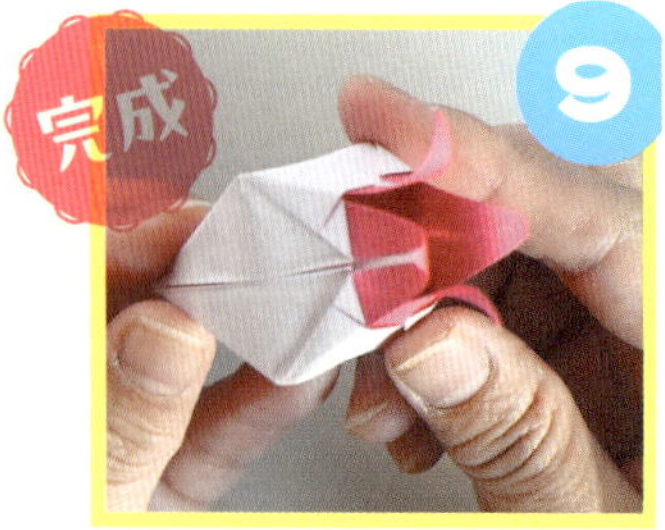

残り3カ所も同様にカーブさせて完成。26〜30日目に追加で2つ作る

フラワーブーケ

あやめ(大)

材料 1つ分
おりがみ(15×15㎝)…1枚
※26〜30日目に追加で1つ作る
道具 丸箸などの細い棒

24日目
難易度 ★★★

1
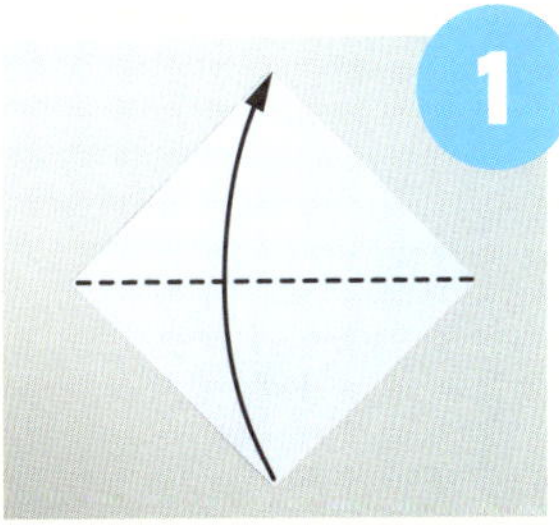
対角線で半分に折る

2
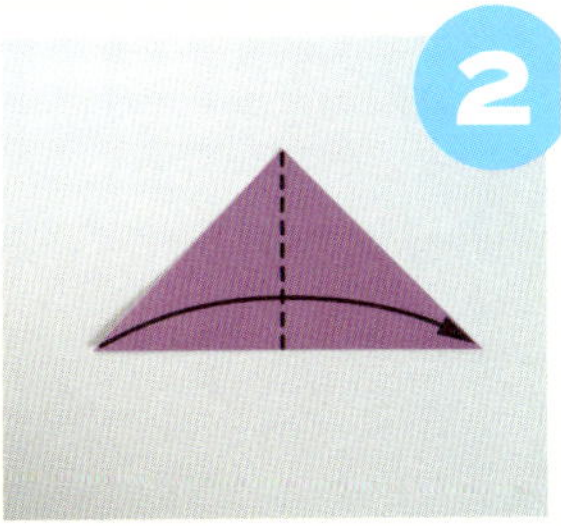
矢印の向きにさらに半分に折る

3
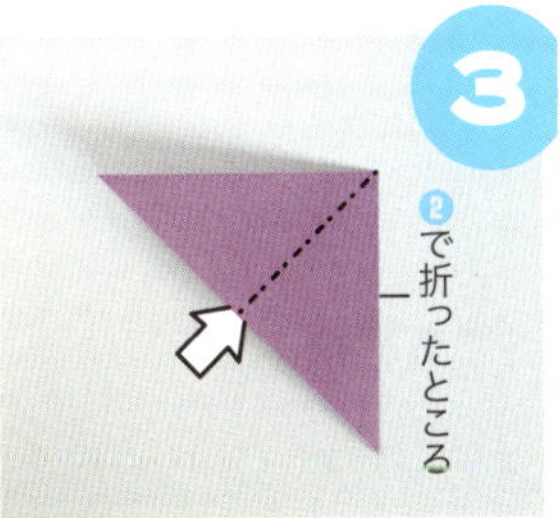

180度回転させ、矢印の内側を広げてつぶすように折る(p.99参照)

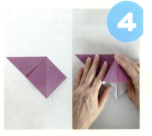

4

裏側も同様に折る

5
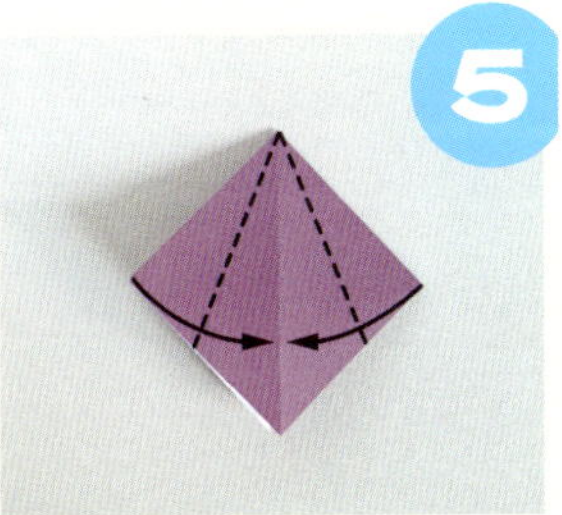
上の1枚を折り線の通りに左右を谷折りにする

6
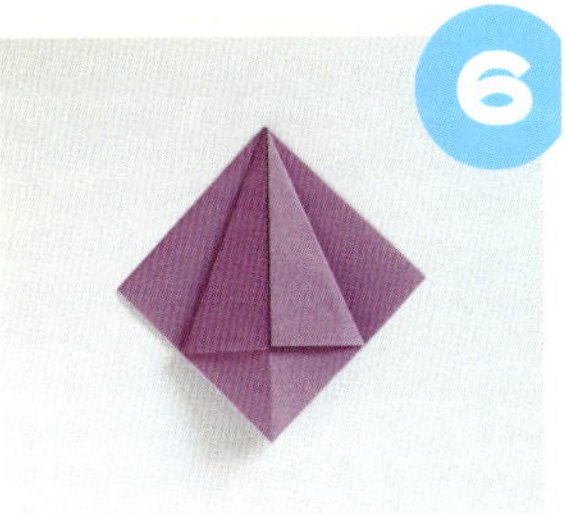
裏側も同様に折る

7
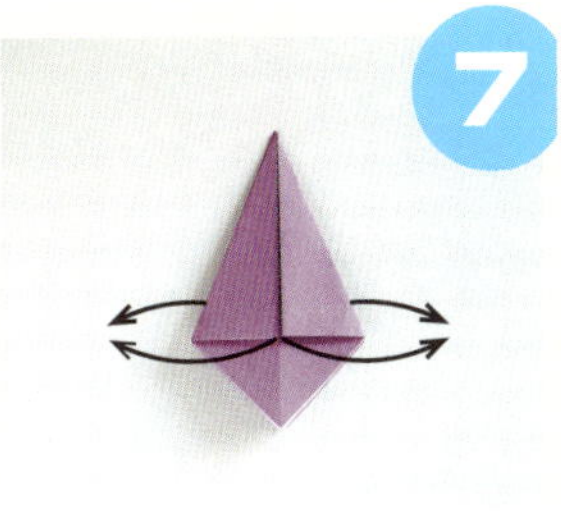
❺、❻で折ったところを全て戻す

8
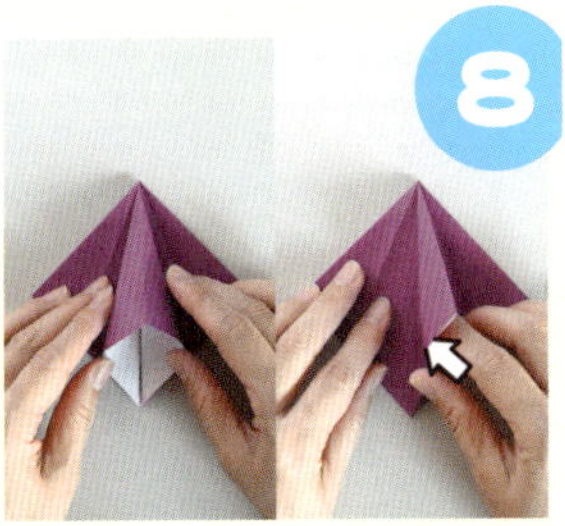
角を立てて矢印の内側を広げ、折り目の通りにつぶすように折る(p.99参照)

9
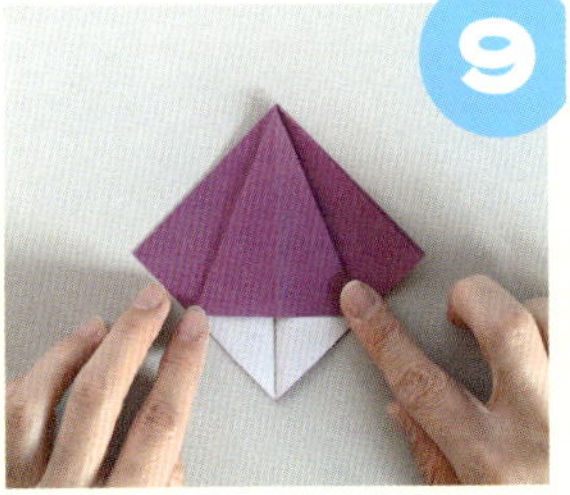
他3カ所も同様に折る

次ページへ

10

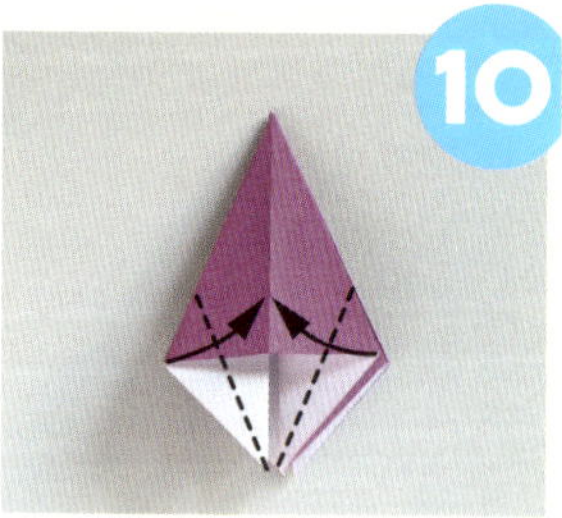

上の１枚を、左右を折り線の通りに谷折りにする

11

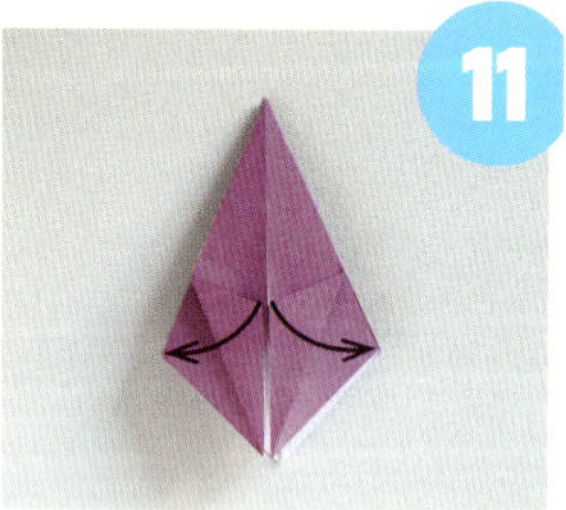

⑩で折った部分を一旦戻す

12

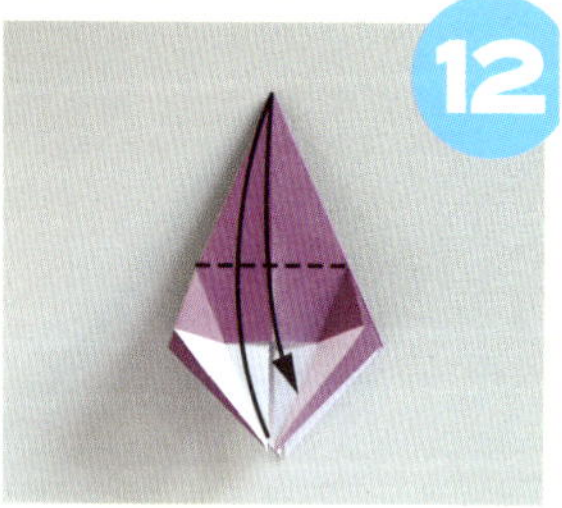

上下の角を合わせるように全体を谷折りにし、折り目をつける

13

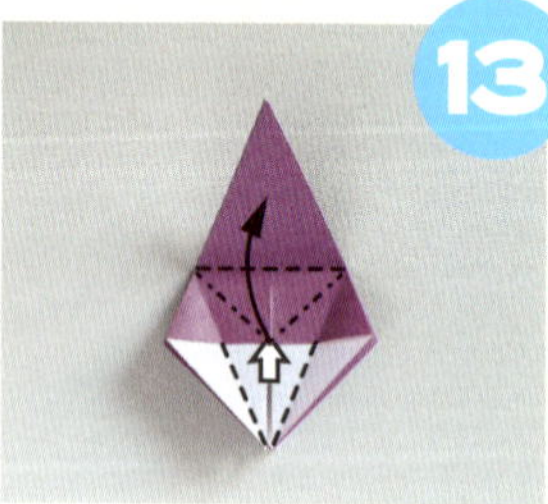

矢印の内側を広げてつぶすように折る(p.100参照)

14

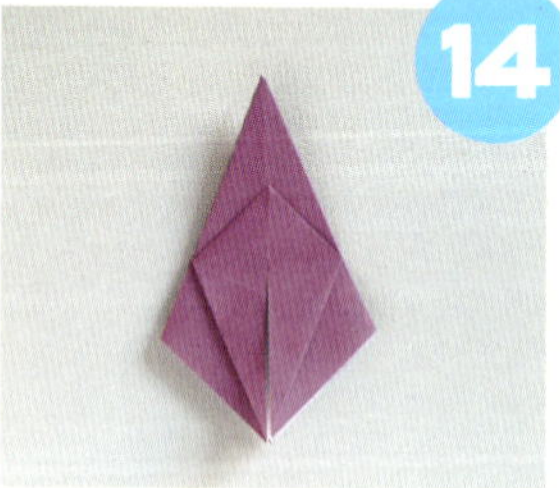

このようになる

15

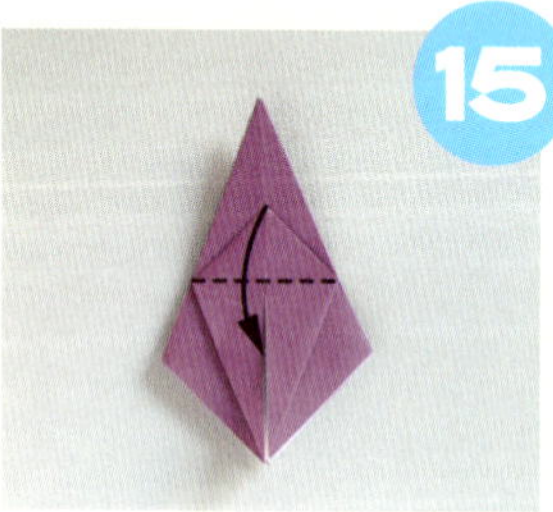

折り線で折り下げる

16

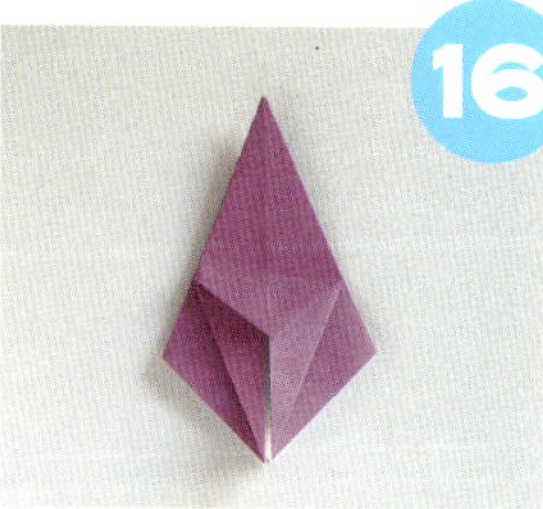

裏側や左右をめくると⑩と同じ形があと３つあるので、⑩〜⑮と同様に折る

17

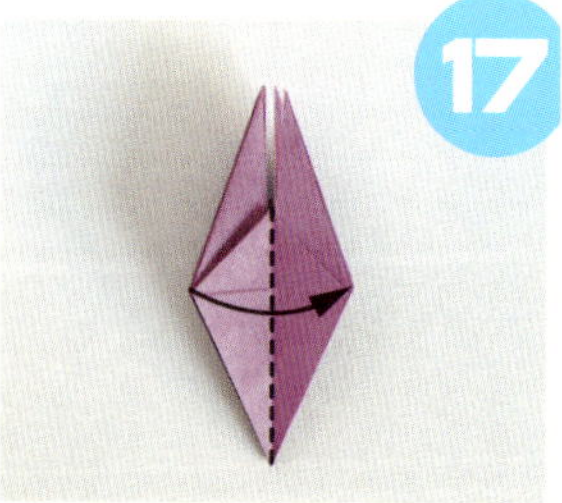

180度回転させ、１枚めくる。裏側も同様にめくっておくと、次が折りやすい

18

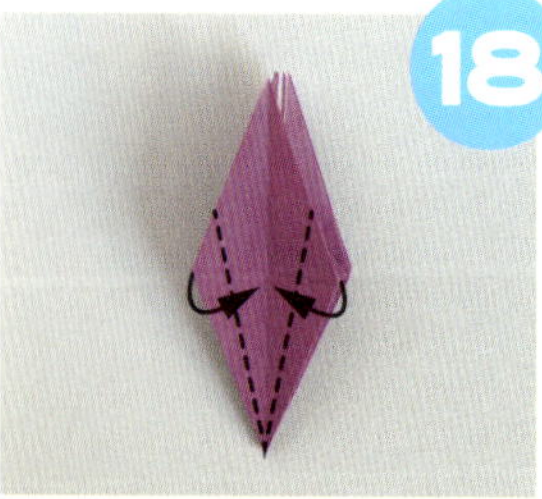

折り線の通りに上の１枚のみ、左右を谷折りにする

19

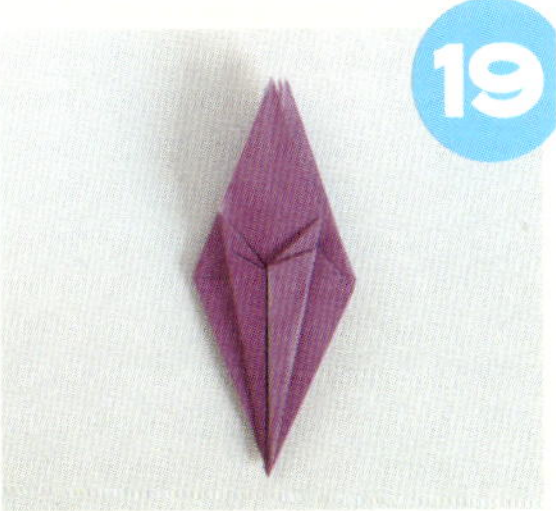

他３カ所も同様に折る

20

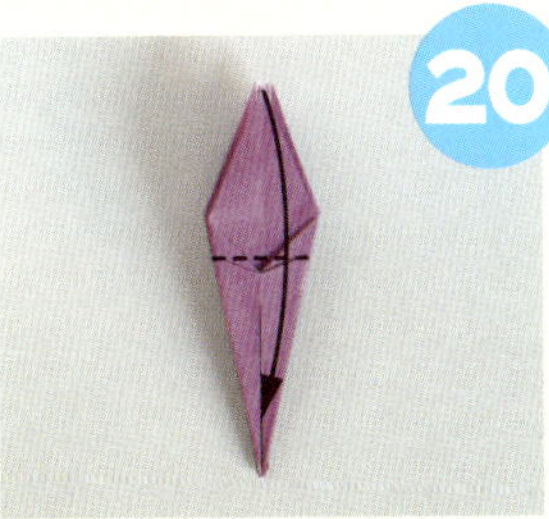

上の１枚のみ、折り線で折り下げる

21

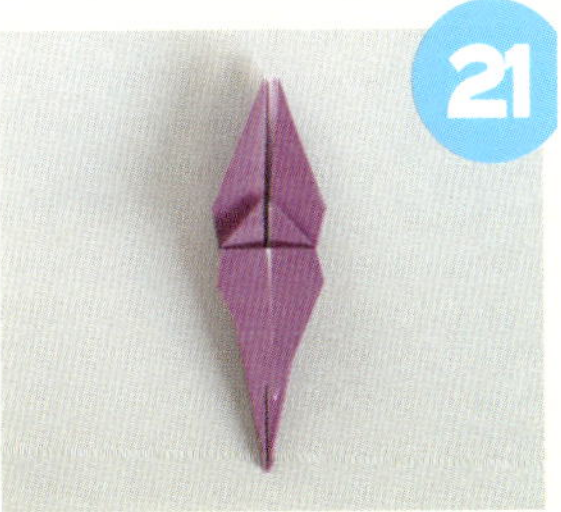

他３カ所も同様に折る

22

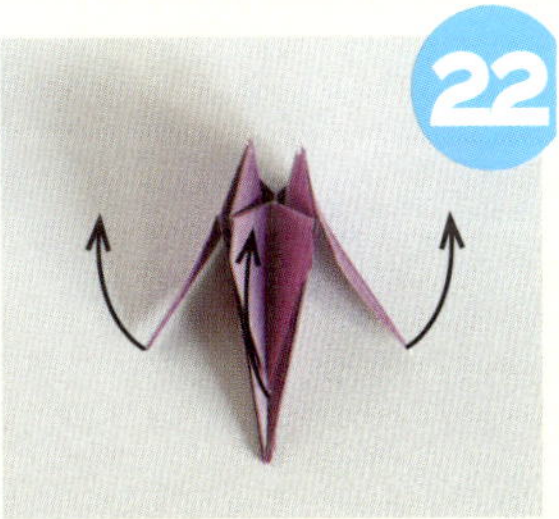

㉑で折ったところを、本体に直角になるように上げる

23

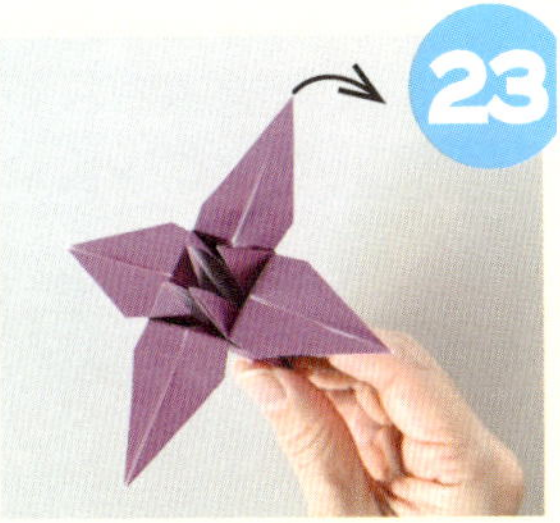

花びらの部分を丸箸などでカーブさせる

24

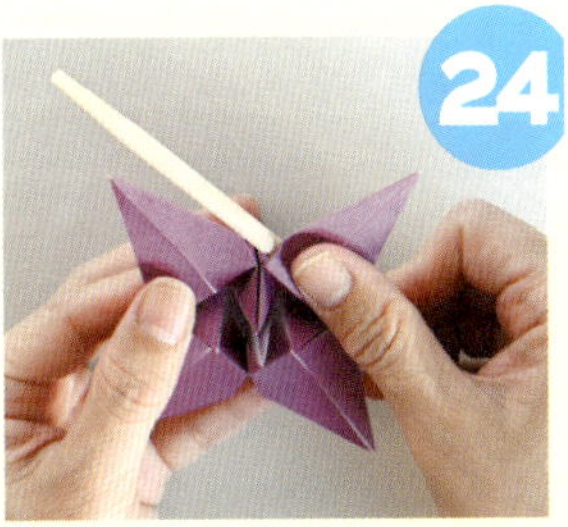

花びらのつけ根の裏側に丸箸をあてる（親指と丸箸で紙を挟む）

25

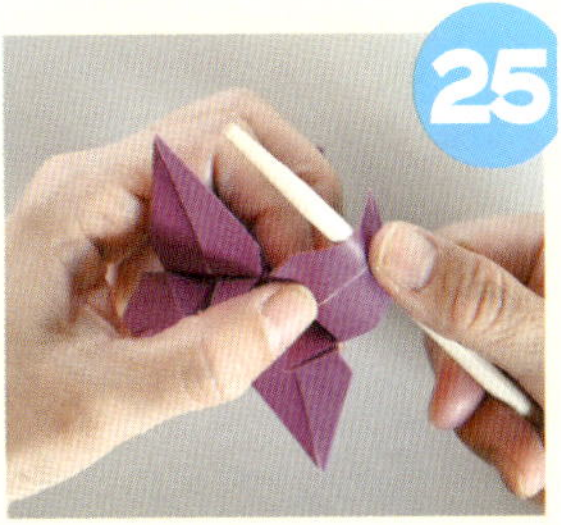

軽くひっぱりながら外側に円弧状に丸箸を滑らせる。何度か繰り返す

26

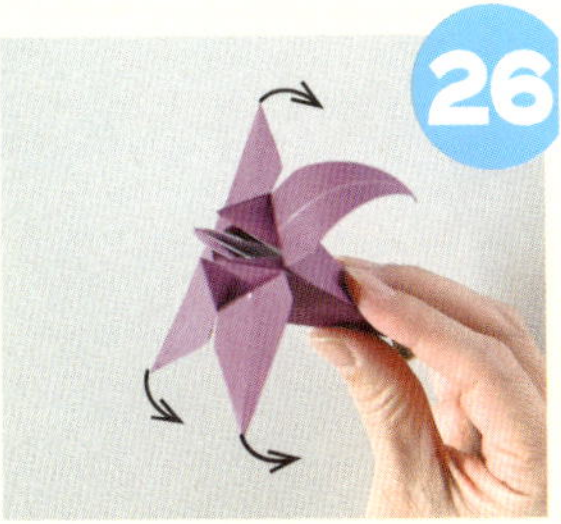

残り３枚も同様にする。少し太めの棒に巻き付けてカーブさせてもよい

27

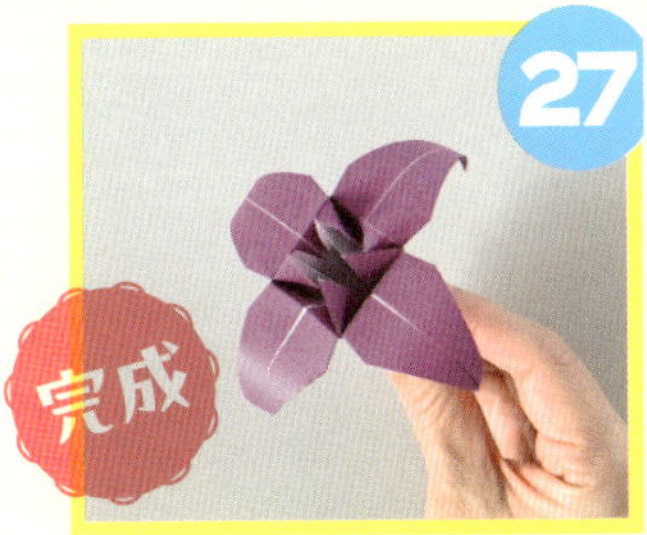

完成。26〜30日目に追加でもう１つ作る

フラワーブーケ

ききょう

材料 1つ分

おりがみ(10×10㎝)…1枚

※26〜30日目に追加で2つ作る

道具 丸箸などの細い棒

25日目

難易度 ★★★

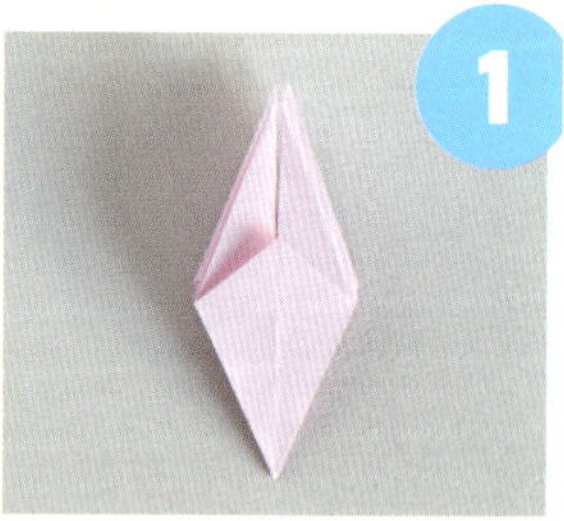

「あやめ(大)」(p.135) の⑯まで作り、写真の向きにする

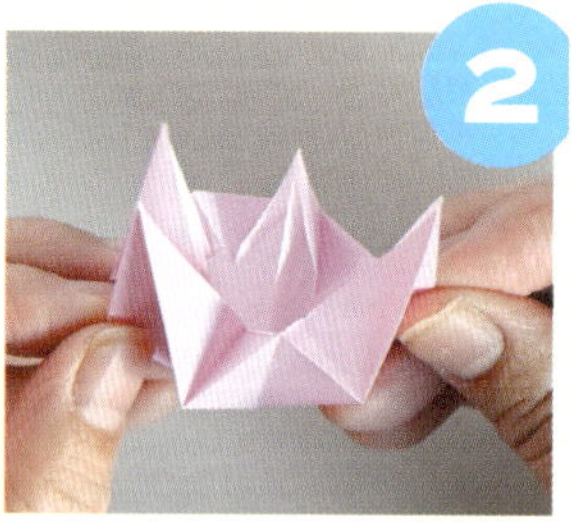

上部をゆっくりと全体的に広げる

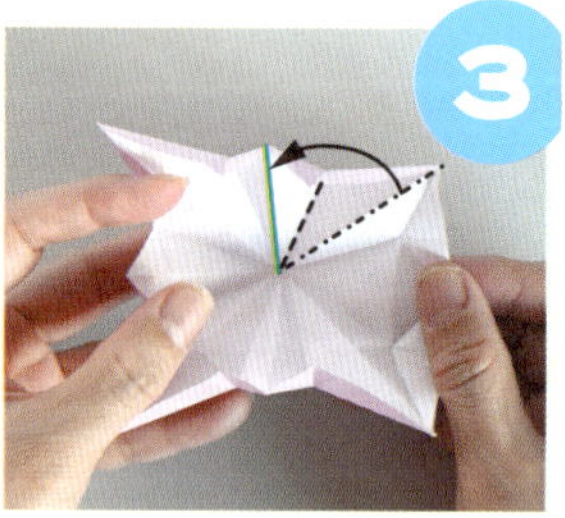

写真を参考に、山折りの折り線部分を緑の線に合わせるように持っていく

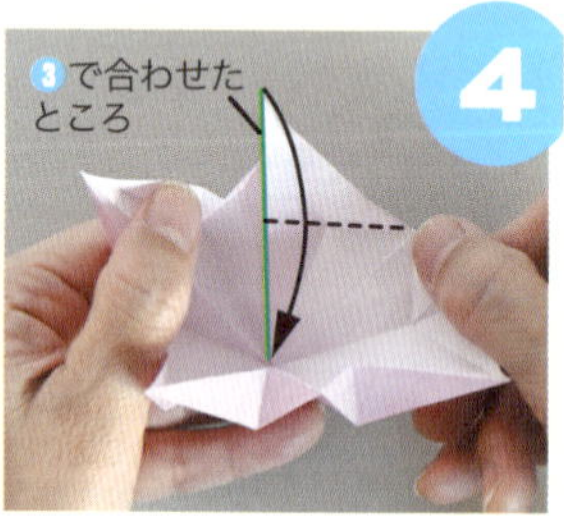

③で合わせたところの上の角が底の中心にくるように折り線で谷折りにする

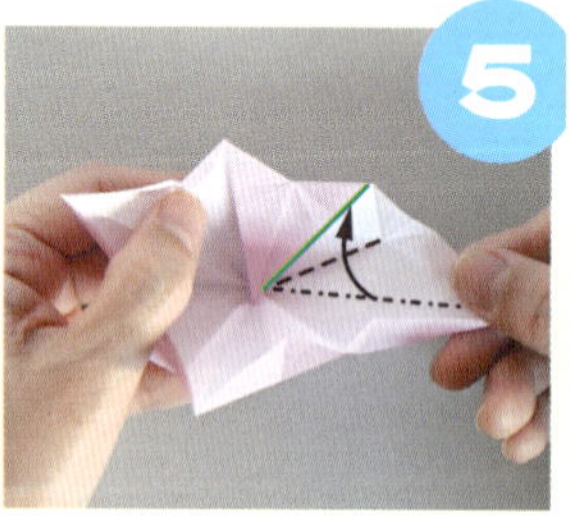

このようになる。右隣も③④と同様に折る

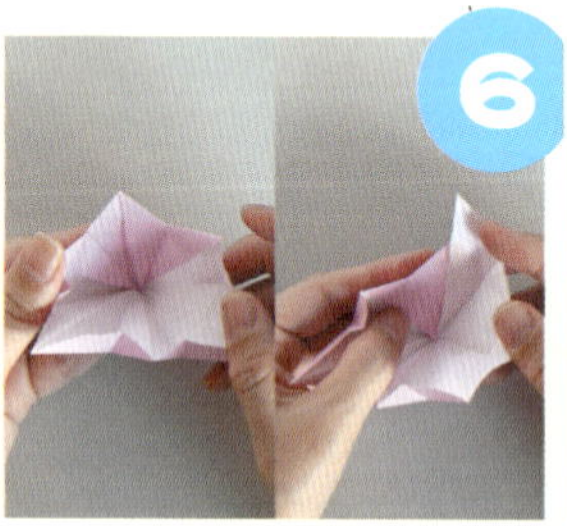

他２カ所も同じように折る

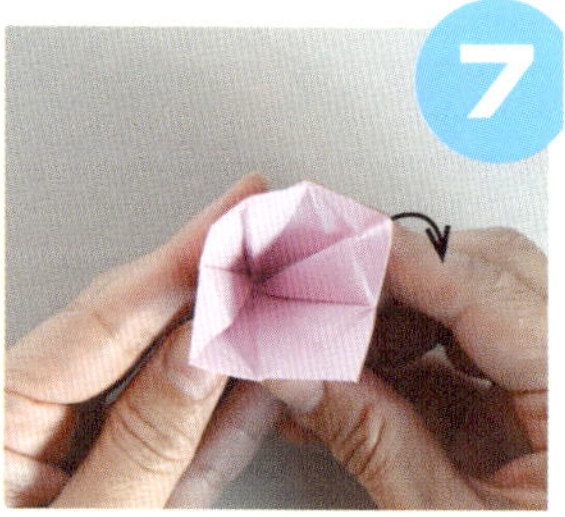

花びらの先を丸箸などに巻き付けてカーブさせる

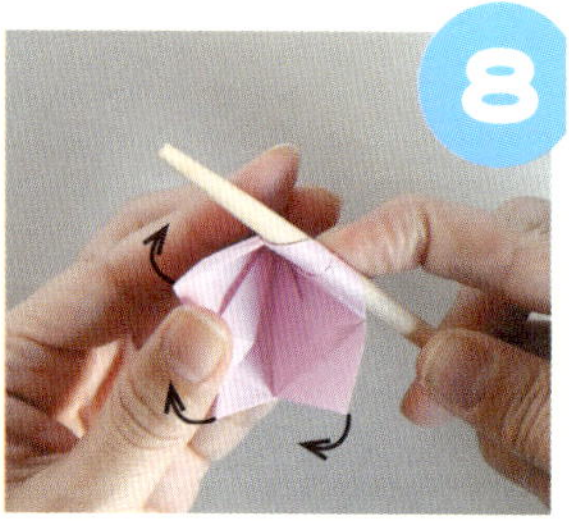

他３カ所も同様にする

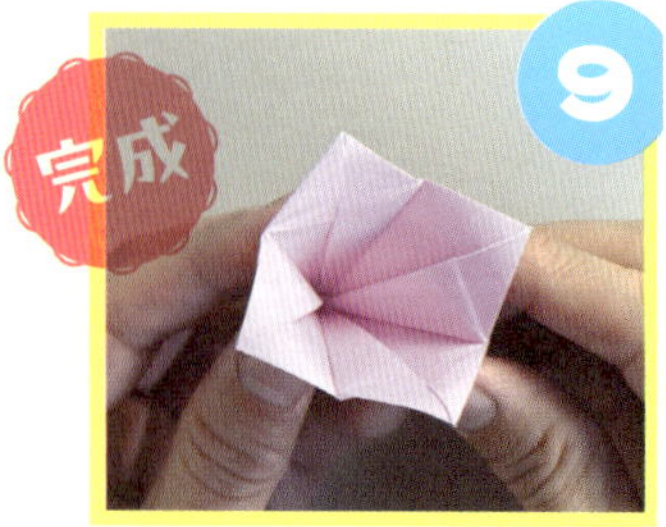

完成。26〜30日目に追加で２つ作る

フラワーブーケ

葉と茎／仕上げ

材料
A（あじさい以外の花と葉の茎）：
おりがみ（7.5×15㎝）…17枚
B（あじさいの茎）：
おりがみ（7.5×20㎝）…2枚
※2枚つなげて20㎝にするとよい
葉：おりがみ（5×5㎝）…18枚
リボン…90㎝程度、輪ゴム…1本

道具
紙用ボンド
ハサミ

26~30日目
難易度
★★☆

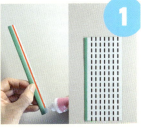

1

Aの紙の端を5㎜ほど折り、巻くように折り進めて最後（赤線）をボンドで留める

2
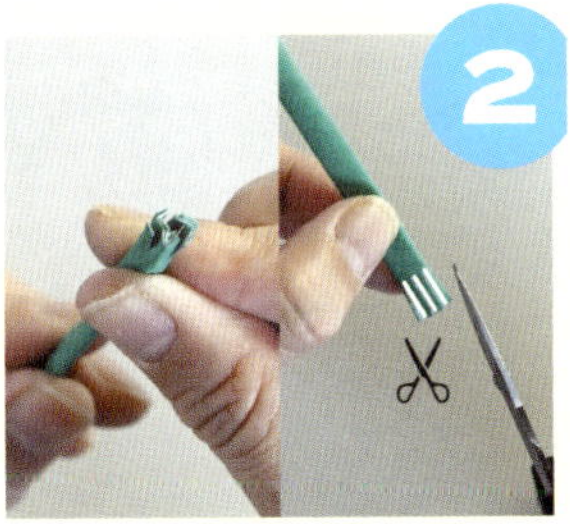
❶の片端に1㎝の切り込みを3カ所入れ、指で押して切り込みの下数センチを筒状にする。全部で11本作る

3
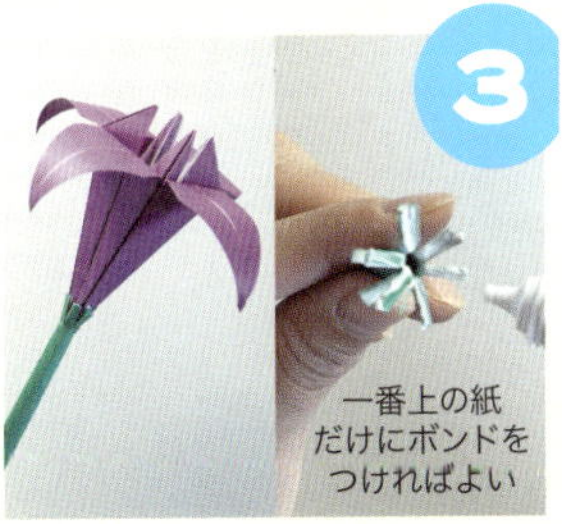

❷の切り込み部分を放射状に開いてボンドをつけ、あじさい以外の花の底を包むように貼る

4
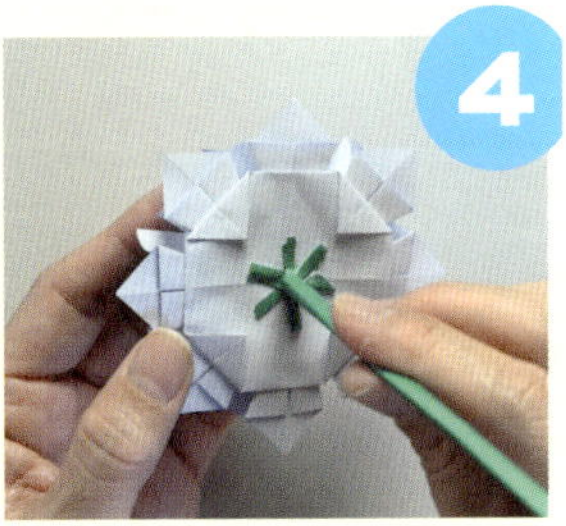
Bの紙を❶～❸と同様にし、あじさいの裏に貼り付ける。全ての花に茎をつける

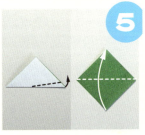

5

葉用のおりがみを対角線で半分に折り、折り線で谷折りにする

6
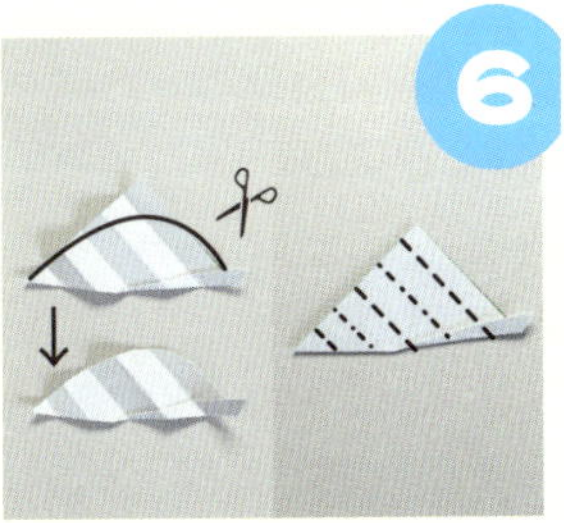
写真（右）のように折り線で蛇腹折りにして戻し、ハサミで葉の形に切る

7
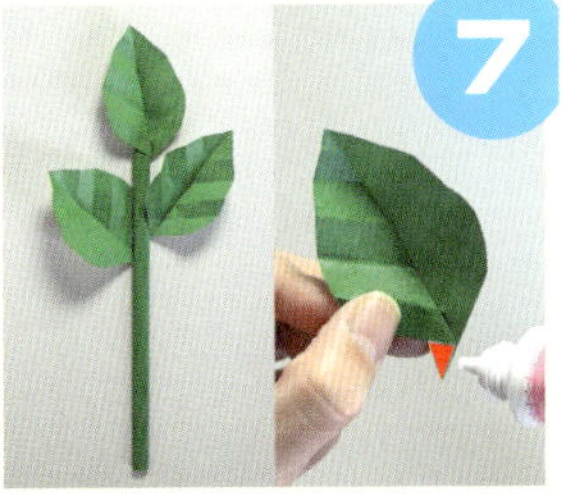
Aの紙を❶と同様にし、❻を開いて3枚ずつ赤い部分にボンドをつけて貼る。全部で6つ作る

8
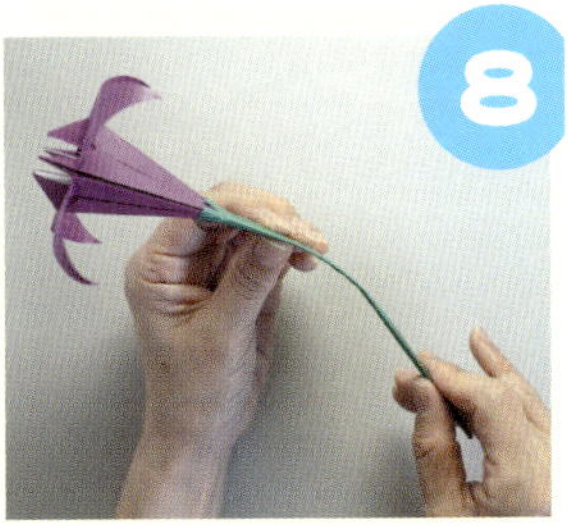
作った花や葉（茎をほんの少しならせる）を束ねて輪ゴムでまとめ、茎を切り揃える

9
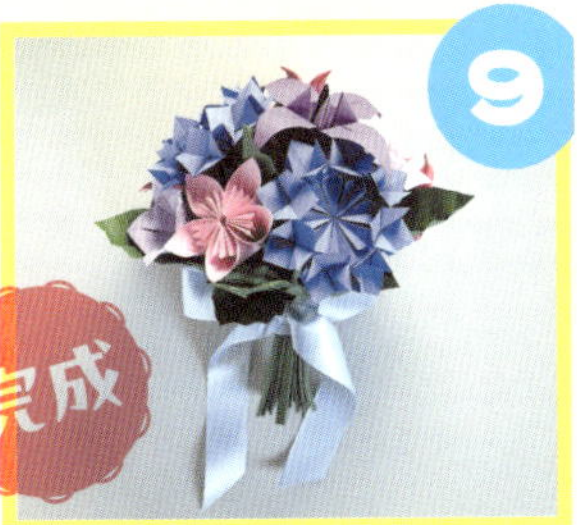

輪ゴムを隠すようにリボンをぐるっと巻き、リボン結びにして完成

※追加で桃の花（大）2つ、あじさい1つ、つりがねそう2つ、あやめ（大）1つ、ききょうを2つ作る。作り方・材料等は各ページ参照

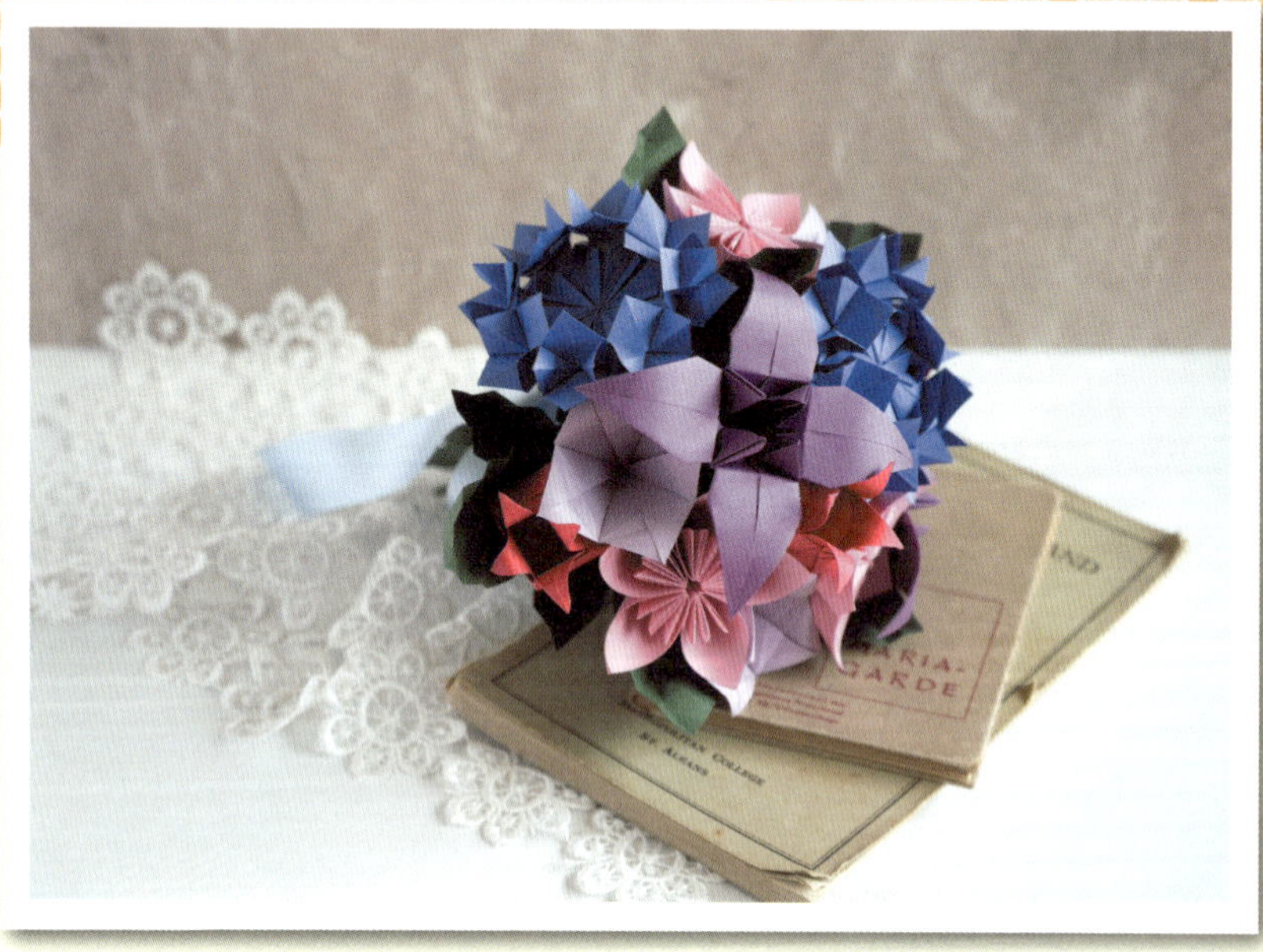

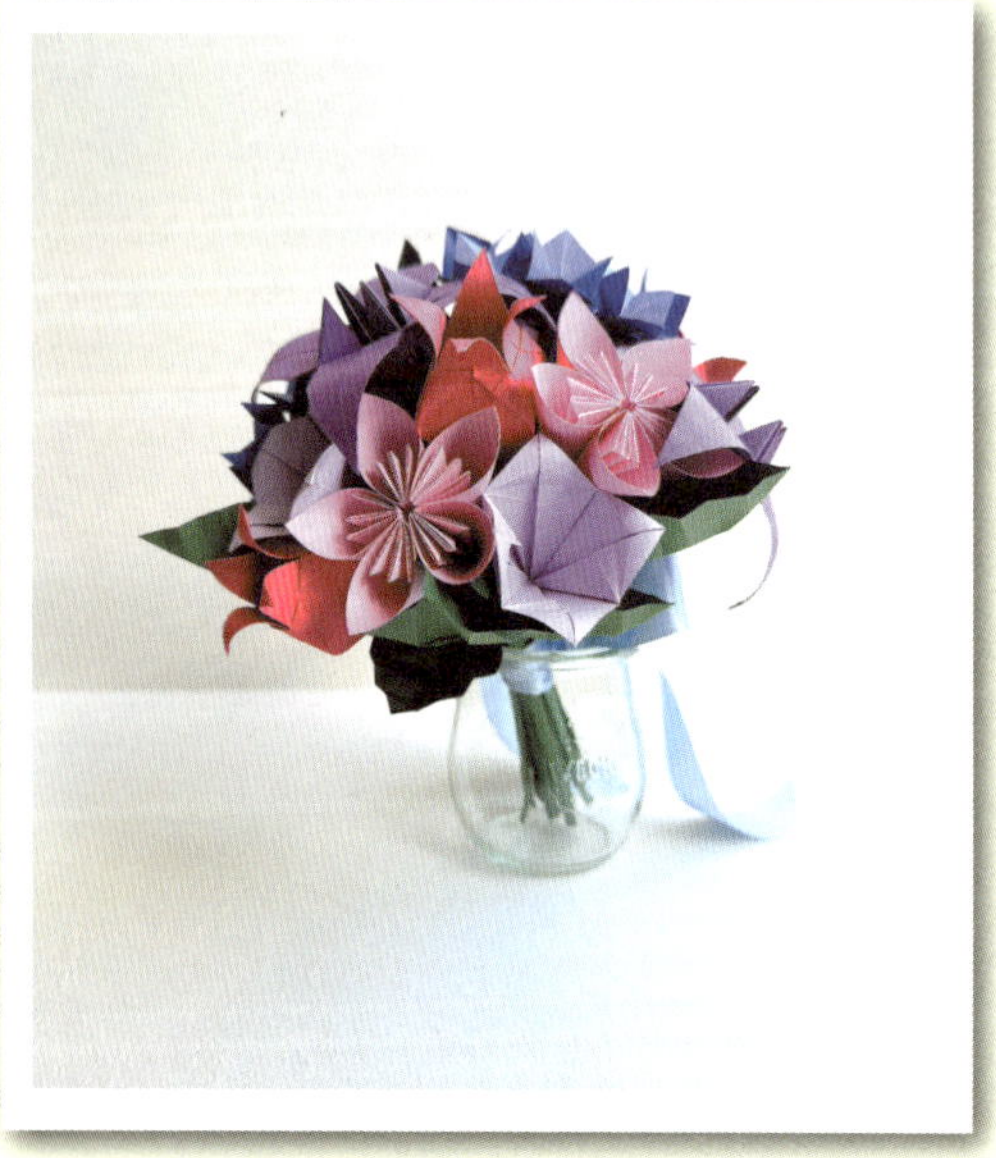

フラワーブーケ

おわりに

あなたには、大切に思う人がいらっしゃいますか？

その方に、いつまでも元気で幸せに過ごしてほしいと願ったことはありませんか？

そんな願いから、この本は生まれました。

お手に取っていただき、本当にありがとうございます。

私は幼い頃からバリバリ働く経営者の父が大好きでした。しかし、中学２年生のとき、父がホジキン氏病（悪性リンパ腫）で亡くなるという悲しい出来事を経験しました。その後、弟と私は「ひとり親の子として恥じないように」という母の強い思いから、愛情深くも厳しいしつけのもと育ちました。月日を重ねていくうちに母から注意を受けることも少なくなり、ただ優しさだけが残っていく母――そんな母の認知症が心配になり、どうにかならないものかと心がざわざわする日々を送っていました。

そんなときです！　私が取り組んでいるペーパークラフトの制作がセラピー効果だけでなく、脳の活性化に役立つエビデンスがあるのではないかと考え、その想いをどうしても形にしたくなったのです。本書は私の大切な母だけでなく、読者の皆さんが大切に思う方々の未来にも役立ててほしいという願いを込めたものです。

この本の出版にあたり、本当に多くの方のご支援をいただきました。私の想いをスケールさせる方法として協会ビジネスのモデルを教えてくださった前田出先生。出版にご尽力いただいたOCHI企画の越智秀樹さん、美保さんご夫妻、第４章のプログラム制作の前田京子理事、友近由紀理事、そしてご協力くださった生塩研一先生、東雄介様、伊藤香子様、ほかにもたくさん……、そして家族に、心から感謝申し上げます。

この本が、あなたやあなたの大切な方の未来に少しでも役立つことを願っています。

栗原真実

「有酸素運動が得意な子どもは成績がよい傾向にある」
・Castelli D, et al. (2007) "Physical fitness and academic achievement in 3rd and 5th grade students," Journal of Sport and Exercise, Psychology 29(2): 239-252.

「運動をするとセロトニンが増える」
・Ohmatsu S, et al. (2014) "Activation of the serotonergic system by pedaling exercise changes anterior cingulate cortex activity and improves negative emotion," Behavioural Brain Research 270: 112-117.

「マインドフルネスについて」
・ジョン・カバットジン『マインドフルネスストレス低減法』、2007年、北大路書房

「デフォルト・モード・ネットワーク（DMN）について」
・Raichle ME, et al. (2001) "A default mode of brain function," Proceedings of the National Academy of Sciences 98(2): 676-682.

第３章
「フロー体験について」
・ミハイ・チクセントミハイ『フロー体験入門――楽しみと創造の心理学』、2010年、世界思想社

「「ひとりで」よりも「仲間と」がいい」
・Valtorta NK, et al. (2016) "Loneliness and social isolation as risk factors for coronary heart disease and stroke: systematic review and meta-analysis of longitudinal observational studies," Heart 102(13): 1009-1016.
・Alcaraz KI, et al. (2019) "Social Isolation and Mortality in US Black and White Men and Women," American Journal of Epidemiology 188(1): 102-109.
・Håkansson K, et al. (2009) "Association between mid-life marital status and cognitive function in later life: population based cohort study," British Medical Journal 339: b2462.

第１章～第３章
生塩研一『究極脳の作り方』、2022年、彩図社

参考文献

第１章

「ピアニストの運動野の手領域は広い」

・Amunts K, et al. (1997) "Motor cortex and hand motor skills: structural compliance in the human brain," Human Brain Mapping 5(3): 206-215.

「脳梁は女性のほうが太いとした約40年前の論文」

・DeLacoste-Utamsing C & Holloway RL (1982) "Sexual Dimorphism in the Human Corpus Callosum," Science 216(4553): 1431-1432.

「脳梁の太さに男女差はない」

・Bishop KM & Wahlsten D (1997) "Sex differences in the human corpus callosum: myth or reality?," Review Neurosci Biobehav Rev 21(5): 581-601.

・Joel D, et al. (2015) "Sex beyond the genitalia: The human brain mosaic," Proceedings of the National Academy of Sciences 112(50): 201509654.

「巧みな指先の動きが脳全体を偏りなく活性化する」

・Brinkman C (1981) "Lesions in supplementary motor area interfere with a monkey's performance of a bimanual coordination task," Neuroscience Letters 27(3): 267-70.

・Tanji J, Okano K, Sato KC (1987) "Relation of neurons in the nonprimary motor cortex to bilateral hand movement," Nature 327(6123): 618-620.

・Ehrsson HH, et al. (2000) "Cortical Activity in Precision- Versus Power-Grip Tasks: An fMRI Study," Journal of Neurophysiology 83(1): 528-536.

「方向音痴や物忘れが改善する——おりがみで鍛える「空間認知能力」」

・Wright R, et al. (2008) "Training generalized spatial skills," Psychonomic Bulletin & Review 15(4): 763-771.

・Ariel R & Moffat S (2018) "Age-related Similarities and Differences in Monitoring Spatial Cognition," Neuropsychol Dev Cogn B Aging Neuropsychol Cogn 25(3): 351-377.

第２章

「脳は新しいことが好きで、脳内ではドーパミンが分泌される」

・Bunzeck N & Düzel E (2006) "Absolute Coding of Stimulus Novelty in the Human Substantia Nigra/VTA," Neuron 51(3): 369-379.

〈著者略歴〉

栗原真実（くりはら・まみ）

一般社団法人日本ペーパーアート協会® 代表理事。誰もが「愛ある豊かな人生」を過ごせるよう、折り紙やペーパーフラワーなどハンドメイドを活用した創造性開発と脳トレーニング、「手書き」「100日思考®」のメソッドを提唱。著書は9冊、累計発行部数11万部を超える。

紙を「地球からの贈り物」と捉え、環境への感謝を大切にしながら、クラフトワークセラピストを含む幅広い世代に向けた指導者を育成。月のリズムや手書き習慣を活用し、女性起業家の目標達成をサポート。未来ステージコーチとして「笑顔と自信に満ちた未来」を提案している。

https://paper-art.jp/

〈監修者略歴〉
生塩研一（おしお・けんいち）
1969年生まれ。広島市出身。博士（理学）。広島大学大学院博士課程修了後、慶應義塾大学理工学部助手を経て、現在、近畿大学医学部講師。実験動物を使って認知機能の脳内メカニズムを解明する実験的研究に従事。脳科学に関する情報をメルマガやブログ、Xなどで発信。一般向けのセミナーや企業研修にも登壇。著書に『究極脳の作り方』（彩図社）がある。

ブックデザイン■本澤博子
帯・本文イラスト■カツヤマケイコ
撮影■一般社団法人日本ペーパーアート協会®
企画協力■ OCHI企画（越智秀樹・越智美保）
編集協力■東 雄介
図版■WADE
編集■伊藤香子

脳科学者がすすめる
脳が若返るスゴイおりがみ

2025年2月14日　第1版第1刷発行

著　者　栗原真実
監修者　生塩研一
発行者　岡修平
発行所　株式会社PHPエディターズ・グループ
〒135-0061　江東区豊洲5-6-52
☎03-6204-2931
https://www.peg.co.jp/
発売元　株式会社PHP研究所
東京本部　〒135-8137　江東区豊洲5-6-52
普及部　☎03-3520-9630
京都本部　〒601-8411　京都市南区西九条北ノ内町11
PHP INTERFACE　https://www.php.co.jp/
印刷所
製本所　TOPPANクロレ株式会社

 ISBN978-4-569-85856-2